Dr. med. Daniel Dufour

Liebeskrisen

Verletzte Gefühle heilen – Beziehungsprobleme lösen

Aus dem Französischen von Susanne Engelhardt

Haben Sie Fragen an Dr. med. Daniel Dufour?
Anregungen zum Buch?
Erfahrungen, die Sie mit anderen teilen möchten?

Nutzen Sie unser Internetforum:
www.mankau-verlag.de

mankau

Bibliografische Information der Deutschen Nationalbibliothek
Die Deutsche Nationalbibliothek verzeichnet diese Publikation in der Deutschen Nationalbibliografie; detaillierte bibliografische Daten sind im Internet über http://dnb.d-nb.de abrufbar.

Dr. med. Daniel Dufour
Liebeskrisen
Verletzte Gefühle heilen – Beziehungsprobleme lösen
ISBN 978-3-86374-221-8
1. Aufl. 2015

Mankau Verlag GmbH
Postfach 13 22, D - 82413 Murnau a. Staffelsee
Im Netz: www.mankau-verlag.de
Internetforum: www.mankau-verlag.de/forum

Übersetzung aus dem Französischen: Susanne Engelhardt, München
Lektorat: Dr. Thomas Rosky, München
Endkorrektorat: Susanne Langer M. A., Traunstein
Gestaltung Umschlag: Andrea Barth, Guter Punkt GmbH & Co. KG, München
Gestaltung Innenteil: Sebastian Herzig, Mankau Verlag GmbH
Energ. Beratung: Gerhard Albustin, Raum & Form, Winhöring

Druck: Westermann Druck Zwickau GmbH, Zwickau/ Sachsen

Die Originalausgabe erschien unter dem Titel
»Le tumulte amoureux«.

Wichtiger Hinweis:
Der Autor hat bei der Erstellung dieses Buches Informationen und Ratschläge mit Sorgfalt recherchiert und geprüft, dennoch erfolgen alle Angaben ohne Gewähr; Verlag und Autor können keinerlei Haftung für etwaige Schäden oder Nachteile übernehmen, die sich aus der praktischen Umsetzung der in diesem Buch dargestellten Inhalte ergeben. Bitte respektieren Sie die Grenzen der Selbstbehandlung und suchen Sie bei Erkrankungen einen erfahrenen Arzt oder Psychotherapeuten auf.

Inhaltsverzeichnis

Einleitung

Das Leben zu zweit ist ein Abenteuer, in das sich Menschen Hals über Kopf stürzen, weil sie ihren Intuitionen und ihren Neigungen folgen. Andere wagen es erst nach reiflicher Überlegung. Häufig steht am Beginn dieses Abenteuers die Liebe. Aber der Alltag stellt manches Paar vor solch gewaltige Probleme, dass ein Partner oder sogar beide am liebsten das Handtuch werfen möchten...

Jedes Paar ist einzigartig, genau wie jeder Mensch einzigartig ist. Das mag die Schwierigkeiten all derer erklären, die das Abenteuer Partnerschaft wagen. Mir erscheint es deshalb illusorisch, eine Abhandlung darüber verfassen zu wollen, wie ein Leben zu zweit gelingt. Genauso unpassend erscheint es mir, Paaren zur Neuorientierung ein Wundermittel zu versprechen oder Ratschläge jeder Art zu erteilen.

Warum dann ein Buch zum Thema Partnerschaft? Einfach, weil ich davon erzählen möchte, was ich von meinen Patienten im Laufe von gut dreißig Jahren als praktischer Arzt über die Widrigkeiten der Liebe gelernt habe. Bei den Konsultationen profitieren die Patienten von meiner Schweigepflicht. So können sie mir leichter von den zahlreichen Schwierigkeiten in ihrer Partnerschaft berichten, aber auch von den schönen Seiten. In diesen Schilderungen tauchen immer wieder Übereinstimmungen auf, was im Hinblick auf den vorangegangenen Absatz verwirrend erscheinen mag. Nun ist es aber so, dass diese Übereinstimmungen eine wichtige Aussage transportieren, die wir weder um- noch übergehen können: Wenn jemand, der sein Leben mit einem anderen teilen möchte, sich selbst nicht liebt, dann wird es für ihn oder sie sehr schwierig, ja unmöglich, den Anderen zu lieben.

Diese Erkenntnis mag nicht sehr originell sein, doch sie springt demjenigen ins Auge, der sich um die Betroffenen kümmert. Und sie trifft unerbittlich zu. Natürlich ist es leicht, eine solche Wahrheit zu formulieren. Viel schwieriger ist es, den Ratsuchenden bei der Lösung ihrer Probleme zu helfen. Das gilt umso mehr, als die Betroffenen nicht immer bereit sind, sich dessen bewusst zu werden. Das ist ein langer, schwerer Weg.

Per definitionem besteht ein Paar aus zwei Menschen unterschiedlichen oder gleichen Geschlechts, die ein gemeinsames Gefühl und meistens auch ein gemeinsames Ziel verbindet (zumindest zu Beginn der Partnerschaft): Zusammen wollen sie etwas erschaffen, das beiden gefällt und sie zufriedenstellt. Jeder bringt seine Erlebnisse, Erfahrungen, Stärken, guten Seiten und Ideen, seine Spontanität, Begeisterung, Intuition und sein angeborenes Wissen in die Beziehung ein. Und ein jeder trägt natürlich auch sein Päckchen, das mehr oder weniger vollgepackt ist mit noch unbewältigten Erfahrungen sowie mit seiner Erziehung, Prinzipien, Überzeugungen und Hemmungen. Das Gesamtpaket würde auch den Wohlmeinendsten unter uns abschrecken, wäre da nicht die Liebe, die zwei Menschen eint und über sich selbst hinauswachsen lässt. Der Liebe gelingt es, die Misstöne, die in jedem von uns stecken, in eine Trumpfkarte für das Paar umzuwandeln. Gegensätze ziehen sich bekanntlich an, und es ist sehr wohl erlaubt, das Beste für zwei Menschen zu erhoffen, die gemeinsam das Leben meistern wollen!

Wenn einer der Partner sich darüber im Klaren ist, was seiner Selbstverwirklichung im Wege steht, ist die Wahrscheinlichkeit groß, dass er sich weiterentwickelt. Das ist dann auch ein Erfolgsgarant für die Partnerschaft. Unabdingbar ist aber auch, dass beide Partner sich weiterentwickeln möchten und alles so einrichten wollen, dass jeder sich gut in seiner Haut fühlt. Von diesem Wohlbefinden profitiert auch die Beziehung. Viele Paare treffen auf Widrigkeiten. Doch es gelingt ihnen, diese zu überwinden, weil sie stets wachsam sind – und das ist ungemein wichtig. Leider richtet sich diese Wachsamkeit allzu häufig auf den Anderen und nicht auf die eigene Person. Das geschieht im Namen einer Überzeugung, die durch unsere jüdischchristliche Erziehung in uns verankert ist. Demzufolge bedeutet lieben, den Anderen zu lieben und sich selbst ganz zurückzunehmen. Man kümmert sich lieber um den Anderen als um sich selbst. Diese Überzeugung verleitet manche Menschen dazu, die eigene Persönlichkeit unterzuordnen, um das Gelingen der Partnerschaft zu favorisieren. Obwohl man in guter Absicht handelt, führt diese Vorgehensweise zu zahlreichen Problemen: Wenn man sich selbst verneint und nicht respektiert, scheitert die Beziehung häufig über kurz oder lang. Das erleben wir in unserer Gesellschaft immer wieder.

Sehr viele Menschen leben seit der frühesten Kindheit mit einer Last, häufig sogar, ohne sich dieser bewusst zu sein. Sie leben mit einer Wunde, die von dem Gefühl herrührt, als Kind nicht so geliebt worden zu sein, wie sie es gebraucht hätten. Diese Wunde taucht lange vor dem Abenteuer Partnerschaft auf und ist einem Mangel an Liebe geschuldet. Als Kind und später als Jugendlicher hat man damit gelebt, und als Erwachsener trägt man sie immer noch tief in sich. Ein derart Verwundeter beginnt eine Partnerschaft in der tiefen, auf den persönlichen Erlebnissen beruhenden Überzeugung, dass er es gar nicht verdient, geliebt zu werden. Denn diejenigen, die ihn all die Jahre zuvor hätten lieben sollen, haben bei dieser Aufgabe aus unbekannten und unverständlichen Gründen versagt. Er trägt diese Überzeugung seit Jahrzehnten in sich, was zu zahlreichen unbewussten und automatischen Reaktionen führt, welche große Probleme in seinem Gefühlsleben nach sich ziehen. Diese Probleme werden in einer Partnerschaft erneut hochkommen und sie erschweren. Bei der Wunde, von der hier die Rede ist, handelt es sich um das Phänomen der Verlassenheit.

Auf den folgenden Seiten wollen wir die Auswirkungen untersuchen, die diese Verletzung auf einen Menschen hat. Und wir wollen sehen, wie diese Auswirkungen eine Beziehung belasten. Als Leser sollte man aus den beschriebenen Fällen jedoch nicht schließen, dass man automatisch an Verlassenheit leidet, wenn man zum Beispiel nicht Nein sagen kann. So jemandem würde ich dringend dazu raten, sich darüber Gedanken zu machen, warum er nicht Nein sagen kann. Er sollte wirklich in sich hineinhorchen, um eine Antwort auf diese Frage zu finden.

Mar

Kapitel 1

Was ist Verlassenheit?

Die auf den folgenden Seiten vorgestellte Geschichte zeigt die verheerenden Auswirkungen der Verlassenheit auf die Persönlichkeit und das Liebesleben eines Menschen.

Martine leidet an Verlassenheit

Martine ist 50 Jahre alt. Vor einigen Monaten hat sie sich von ihrem Mann getrennt, mit dem sie einen achtjährigen Sohn hat. Sie hat ihren Vater nie kennengelernt, sondern wurde von dem Mann adoptiert, der ihre Mutter geheiratet hat, als diese mit ihr schwanger war. Ihre Mutter weigert sich hartnäckig, ihr etwas über ihren leiblichen Vater zu erzählen. Martine hat auch erst sehr spät von ihrer Adoption erfahren. Als Jugendliche hatte sie von ihrer Mutter Auskunft verlangt, denn sie ahnte, dass sie nicht zur gleichen Familie gehörte wie ihr Bruder und ihre Schwester. Sie hatte den Eindruck, anders zu sein, ohne zu verstehen, warum. Daraufhin hatten ihre Mutter und ihr Stiefvater sie über die Vergangenheit aufgeklärt und davon in Kenntnis gesetzt, dass sie von ihrem Stiefvater adoptiert worden war.

Martine hatte ihren Adoptivvater immer als sehr liebevoll empfunden, ihre Mutter hingegen als distanziert und hart. Trotzdem findet sie nicht, dass sie verlassen wurde, denn ihre Eltern haben sie ja von Geburt an umsorgt und ihr eine gute Erziehung und viel Liebe zukommen lassen. Als Älteste versteht sie sich gut mit ihrer Schwester und ihrem Bruder, obwohl sie zu Letzterem wenig Kontakt hat, weil er auf Abstand zur Familie gegangen ist.

Nach einer problemlosen Jugend und einem Universitätsstudium verliebt Martine sich in einen jungen Mann. Obwohl es ihrer bürgerlichen Erziehung widerspricht, lebt sie unverheiratet mit ihm zusammen. Sie bekommen zwei Kinder, trennen sich dann aber. Sie sagt: „Wir waren jung und eher so etwas wie gute Freunde als zwei Menschen, die sich wirklich eine gemeinsame Zukunft aufbauen wollten." Im Rahmen des Gesprächs ergänzt sie, dass sie außerdem einen wesentlich reiferen Mann kennengelernt hatte, in den sie sich verliebte. Diese Begegnung hatte ihr die Augen dafür geöffnet, was ihr wirklich in ihrer Partnerschaft fehlte: der verbindliche Wunsch, eine gemeinsame Existenz zu erschaffen. Die Trennung geht problemlos vonstatten, und sie ist ihrem Expartner weiterhin freundschaftlich verbunden, obwohl sie größtenteils die Versorgung der Kinder übernommen hat, auch in finanzieller Hinsicht.

Einige Zeit ist Martine Single, bis sie einen Mann trifft, in den sie sich bis über beide Ohren verliebt. Sie gibt sogar ihre Heimat auf, um mit ihm zusammen zu sein. Das führt zu Problemen bei der Versorgung der Kinder. Einige Monate später verlässt sie ihn wieder, obwohl dieser Mann sie heiraten und ein Kind mit ihr haben will. Sie erkennt, dass „die Liebe zu ihm nicht groß genug ist".

Nur kurze Zeit danach lernt sie einen anderen alleinstehenden Mann kennen, der als Einzelkind aufgewachsen ist, ihr leidenschaftlich den Hof macht und sie davon überzeugt, ihn zu heiraten und ein Kind mit ihm zu haben. Erst mehrere Jahre später wird sie erkennen, dass der Wunsch nach einem weiteren Kind nicht der ihre war, sondern dass sie diesen Mann liebte und nur deshalb seinem Drängen nachgegeben hat. Sie bekommen einen Sohn, und von diesem Augenblick an verhält ihr Mann sich distanziert. Martine schreibt das zuerst den Veränderungen zu, welche die Geburt eines Kindes mit sich bringt. Doch im Laufe der Monate wird ihr klar, dass ihr Mann sie sowohl körperlich als auch psychisch auf Distanz hält. So verbringt sie die Ferien allein mit ihren Kindern. Des Weiteren ist ihr Mann sehr häufig abwesend oder verreist, obwohl sein Beruf das nicht unbedingt erfordert. Sie verbringt den größten Teil ihrer Freizeit mit ihrem Sohn oder mit ihren älteren Kindern, die im Ausland studieren, und obendrein hat sie einen sehr stressigen Beruf.

Vonseiten ihres Mannes kommt immer häufiger Kritik: Er gängelt sie mehr und mehr und will nicht einsehen, dass sie so wenig präsent ist, wenn er schon einmal bei seiner Familie ist. Martine empfindet vage, dass „zwischen [ihnen] etwas nicht mehr stimmt, und dass das Verhalten [ihres] Mannes einfach abscheulich ist". Im Freundeskreis stellt er sie überzeugend als psychisch krank hin. Die Folge: Martine ist immer stärker isoliert und flüchtet sich noch mehr in die Arbeit. Doch sie beißt die Zähne zusammen, denn sie möchte nicht allein sein. In der Tat befürchtet sie, mit ihrem Sohn in einer Stadt leben zu müssen, die nicht ihre Geburtsstadt ist, in einem fremden, wenig einladenden Land und in einem abgeschotteten Milieu.

So geht es drei Jahre lang, und die Beziehung zwischen Martine und ihrem Mann wird nicht besser. Eines Tages entdeckt Martine, dass er seit einigen Monaten eine Affäre mit einer jüngeren Frau hat. Zuerst gibt er nicht zu, dass er sie betrügt, gesteht dann aber doch und gibt ihr gleichzeitig die Schuld daran. Es kommt zur endgültigen Trennung, und Martine bleibt allein mit ihrem Sohn zurück, der aber auch regelmäßig Zeit mit seinem Vater verbringt. Sie nimmt stark ab, engagiert sich noch mehr im Beruf und bekommt von ihrem Arzt Antidepressiva verschrieben.

Sie reicht die Scheidung ein, in die ihr Mann zuerst nicht einwilligt. Anschließend schiebt er ihr die Schuld am Scheitern ihrer Beziehung zu. Allmählich erkennt Martine, dass sie mit einem perversen Narzissten zusammengelebt hat, doch es fällt ihr schwer, sich das einzugestehen. Sie glaubt, völlig wertlos zu sein und große Probleme mit Männern allgemein zu haben. Sie stellt ihre Fähigkeit, zu lieben und geliebt zu werden, infrage. (Diese Reaktion tritt sehr häufig bei den Opfern perverser Narzissten auf. Ein solcher Narzisst ist nämlich sehr geschickt, wenn es darum geht, andere glauben zu lassen, sie hätten ein Problem oder sie selbst seien das Problem, obwohl er selbst der Grund für das Problem ist.)

Martine kann einfach nicht akzeptieren, dass sie sich in einen solch gemeinen und zerstörerischen Menschen wie ihren Mann verlieben konnte. Die Tatsache, dass er sie angelogen und ihr seine Affäre verheimlicht hat, stürzt sie in eine tiefe Krise. Sie kommt sich natürlich verraten vor, aber auch besudelt von seinem Verhalten ihr gegenüber. Sie hat den Eindruck, verlassen worden zu sein, und dieser Eindruck ist umso stärker, „als [sie] diesmal die Beziehung weiterführen wollte, auch wenn sie unbefriedigend war. [Sie] wollte den Partner nicht verlassen, so wie [sie] das bisher immer getan hatte." Doch sie treibt diese Innenschau nicht voran, denn dazu hat sie weder Zeit noch wirklich Lust.

Martine zeigt absolut keine Emotionen, abgesehen von gelegentlicher Trauer und einigen Tränen, „denn im Leben muss man stark sein". Körperlich hält sie mithilfe von Antidepressiva durch, obwohl sie abgeschlagen und gestresst ist. Sie funktioniert sowohl bei der Arbeit (dort neigt sie zwar gelegentlich zu Zornesausbrüchen, diese werden von ihrer Umgebung aber in Kauf genommen, weil man sie darauf zurückführt, dass sie aus einem Land kommt, wo die Menschen nun einmal temperamentvoller sind!) als auch im Freundeskreis und in der Familie. Gleichzeitig wird die Beziehung zu ihrer Mutter immer angespannter, denn diese weigert sich nach wie vor, ihr zu verraten, was sie über ihren Erzeuger weiß.

Diese Konstellation hält ungefähr zwei Jahre an. Kurz vor ihrem fünfzigsten Geburtstag lernt Martine einen Mann kennen, der etwa zehn Jahre älter ist als sie. Er hat sich vor einigen Jahren von seiner Partnerin getrennt und gibt zu, mit dem Alleinsein gut klarzukommen. Gleichzeitig erklärt er ihr, nicht mehr so lose Bindungen haben zu wollen, wie das bisher der Fall war. Es funkt zwischen den beiden, sie fühlen sich zueinander hingezogen. Martine beginnt eine Beziehung mit ihm. Sie wünscht sich, so oft wie möglich mit ihm zusammen zu sein, und gleichzeitig flieht sie vor seiner Gesellschaft, „aus Angst davor, [sich] zu sehr auf einen so unsteten Mann einzulassen". Sie unterdrückt ihre Gefühle und kontrolliert die Beziehung. Das heißt, dass sie schwankt zwischen den Momenten, in denen sie ihren Neigungen nachgibt, und anderen, in denen sie ihrem Freund alles und jedes vorwirft. Sie ist sich der Widersprüchlichkeit ihres Verhaltens bewusst, kann aber nicht anders. Sie möchte mit ihm ausgehen oder in einem Restaurant essen, will aber gleichzeitig nicht, dass ihr Ehemann davon erfährt, um zu vermeiden, dass die Scheidung, die sich sowieso schon lange hinzieht, noch komplizierter wird.

Auch in sexueller Hinsicht ist Martine auf dem Rückzug, verlangt aber gleichzeitig von ihrem neuen Partner in diesem Bereich eine perfekte Harmonie. Sie versichert ihm, sie sei nicht eifersüchtig und er könne ruhig andere Freundschaften unterhalten, reagiert aber sehr heftig, sobald er mit einer anderen Frau zu Abend isst. Lässt sie sich einmal auf einen echten Austausch und echte Zweisamkeit ein, die ihnen beiden sehr guttut und die Bindung vertieft, ist sie beim nächsten Mal aus irgendeinem vorgeschobenen Grund schroff, abweisend und distanziert. Kurz gesagt: Sie macht einen Schritt nach vorn und zwei zurück. Martine wirft ihrem Freund vor, nicht im Einklang mit ihr zu sein, und kaum hat sie ihm erklärt, wie sehr sie ihn liebt, sagt sie das Gegenteil und verabreicht ihm damit gekonnt eine kalte Dusche. Trotzdem geht die Beziehung weiter und wird sogar stärker. Ihr Freund versteht, dass er es mit einem Menschen zu tun hat, der darunter leidet, als Kind verlassen worden zu sein, und dann auch noch Opfer eines Narzissten wurde. Er verzeiht Martine die wiederholte, heftige Ablehnung, die er mehr schlecht als recht erträgt.

Martine ernährt sich sehr ungesund und sehr unregelmäßig. Sie verbittet sich Hinweise darauf, dass ihr Essverhalten an Magersucht grenzt. Sie leidet unter heftigen Angstattacken und schlimmer Verstopfung. Sie versteht, dass ihr Körper ihr mittels dieser starken Signale etwas sagen möchte, unternimmt aber nichts. Dadurch kommt es zu starken Spannungen in ihrer Beziehung, und ihr Freund verliert allmählich die Geduld. Martine ist sich im Klaren darüber, dass ihr Verhalten manchmal zusammenhanglos ist, ist aber auch davon überzeugt, nichts dagegen tun zu können. „Als unabhängige, freie Frau von fünfzig Jahren [hat] sie außerdem das Recht, zu sein, wer [sie ist], und [sich] so zu benehmen."

Gleichzeitig erkennt Martine, dass ihr Freund sie verlassen wird, wenn sie sich weiterhin so aufführt. Folglich darf sie sich auf keinen Fall zu sehr auf ihn einlassen, „umso weniger, als er noch nicht einmal geschieden ist, sondern nur getrennt lebt". Dieses Argument lässt ihr Freund jedoch nicht gelten. Er hat ihr längst erklärt, warum er noch nicht geschieden ist und dass er nur noch einen rein freundschaftlichen Kontakt zu seiner Frau hat. Für Martine bedeutet dieses Verhalten aber, dass er die Beziehung zu seiner Frau noch nicht beendet hat. Somit hat sie einen „objektiven" Grund, sich nicht wirklich auf diesen Mann einzulassen. Was empfindet sie? Eine leichte Gereiztheit, aber ganz sicher weder Wut noch Trauer. Sie hält ihre Einstellung für die richtige und sie will durch ihr Verhalten sicherstellen, nicht zu sehr zu leiden, falls die Beziehung auseinandergeht.

Nachdem ihre Scheidung einige Monate später endlich rechtskräftig wird, erkennt sie, dass sie „den Mann nicht [liebt], mit dem [sie] seit zwei Jahren eine Beziehung [hat]". Sie teilt ihm ohne weitere Erklärung mit, dass sie die Beziehung beendet! Ihr Freund ist völlig überrumpelt. Nachdem er jedoch vergeblich versucht hat, sich mit Martine zu verständigen, die jede Diskussion verweigert, beschließt er, ihre Entscheidung zu akzeptieren, und meldet sich bei ihr nicht mehr. Angesichts dessen reagiert sie bestürzt und wirft ihm bei einem Telefonat vor, nicht um sie gekämpft zu haben – für sie ein Beweis dafür, dass er sie nicht wirklich liebte.

Also beschließt Martine, sich ganz ihrem Sohn und ihrer Karriere zu widmen, denn „das bringt [ihr] Glück und Freude, eine Beziehung jedoch führt nur zu mehr Leid"! Sie zeigt keinerlei Gefühle, denn jede Emotion wird sowieso durch die Einnahme der Antidepressiva unterdrückt. Sie widmet sich noch stärker der Arbeit und der Erziehung ihres Sohnes sowie der beiden anderen Kinder. Sie erleidet auch weiterhin heftige Angstattacken und Ohnmachtsanfälle, die laut ihrer Aussage ihrer Erschöpfung geschuldet sind. Gleichzeitig vergisst sie zu essen und leidet regelmäßig an Verstopfung.

Martine konnte sich nicht zu dem Schritt durchringen, der ihr Erleichterung verschaffen und sie von dieser Verletzung heilen könnte. Das ist eine Entscheidung, die es zu respektieren gilt.

Die Auswirkungen der Verlassenheit auf Säuglinge und Kinder

Martines Fall ist ein sehr gutes Beispiel für einen Menschen, der an Verlassenheit[1] leidet. Der Begriff bezeichnet in unserem Zusammenhang sowohl das Gefühl, verlassen worden zu sein, als auch die zahlreichen, sehr unterschiedlichen körperlichen und seelischen Erkrankungen, unter denen ein von Verlassenheit, Zurückweisung oder Ausgrenzung Betroffener leidet.

Martine wurde von ihrem Vater bereits vor ihrer Geburt verlassen. Diese Zurückweisung wurde noch durch die Tatsache verstärkt, dass ihre Mutter, die einem sehr konservativen Milieu entstammt, sich gezwungen sah, einen anderen Mann zu heiraten, um der Schande zu entgehen, ein uneheliches Kind zu bekommen. Daher auch die emotionale Distanziertheit ihrer Mutter.

Martine hat all das im Körper ihrer Mutter gespürt, denn ein Fötus hat sehr bald nach der Zeugung die Fähigkeit, Liebe oder den Mangel an Liebe zu empfinden. Wie soll ein Kind reagieren, das spürt, wie wenig es willkommen ist? Was bleibt außer einer großen, tief sitzenden Wut? Und wie soll es damit umgehen? Ihm wird ja die Nachricht übermittelt, dass es kein Mensch sei, den man lieben kann. Sicher hat Martines Adoptivvater nicht nur die Mutter geliebt, sondern auch die Tochter, und das hat ihr sicherlich gutgetan und zu einer harmonischeren Entwicklung beigetragen. Das kann dennoch nicht den krassen Mangel an Liebe ungeschehen machen, den Martine empfindet. Und sie kann ja nur hinnehmen, was ihr von ihrem leiblichen Vater und ihrer Mutter aufgezwungen wurde.

Wir wollen hier niemanden verurteilen. Jeder Mensch hat das Recht, so zu leben, wie er leben will, und er mag gute (oder schlechte) Gründe anführen, um seine Entscheidungen zu rechtfertigen. Aber man muss auch sehen, dass die Konsequenzen für das Kind – und es geht hier um das Kind, nicht um die Eltern! – manchmal brutal und heftig sind. Denn ein Fötus kann sich nicht wehren. Er muss eine Möglichkeit finden, sich zu schützen, um zu überleben. Die Verwendung des Ausdrucks „überleben" ist nicht übertrieben, denn es ist erwiesen, dass weitaus mehr ungewollte als gewollte Kinder im ersten Monat ihrer Existenz versterben[2]. Diese Tatsache sagt viel darüber aus, wie deutlich der Fötus Signale vernimmt, um dann zu entscheiden, ob er bleiben oder diese Welt verlassen will.

Das Kind kann nicht ohne die Hilfe Erwachsener leben und ist ganz und gar abhängig von denen, die verantwortlich dafür sind, es zu zeugen und ans Licht der Welt zu bringen. Sie sollten ihm eigentlich dabei helfen, auf die bestmögliche Art zu gedeihen und erwachsen zu werden. Und was ist die wesentliche Nahrung? Ist es die Muttermilch? Das Fläschchen mit Milchpulver des Herstellers x oder y? Nein! Liebe ist die wichtigste Nahrung, sie erlaubt einem Kind, harmonisch aufzuwachsen. Einem ungewollten Kind wird aber als Allererstes Nichtliebe signalisiert. Das äußert sich häufig nicht darin, dass es allein gelassen, sondern in affektiver Hinsicht verlassen wird.

Dieser Punkt ist ganz entscheidend: Zu den an Verlassenheit leidenden Menschen gehören nicht nur die, welche körperlich von ihren Eltern verlassen wurden, sondern all jene, die sich nicht um ihrer selbst willen geliebt fühlen. Auch hier ist es nicht am Erwachsenen zu beurteilen, ob er sein Kind geliebt hat oder nicht. Nein, es ist das Kind, das auf Basis seiner Erlebnisse und Gefühle darüber befindet, denn diese sind *seine* Wahrheit. Da ein Kind die Dinge häufig anders empfindet als ein Erwachsener, kann es natürlich zu großen Abweichungen in der Wahrnehmung und den daraus resultierenden Schlussfolgerungen kommen. So mancher Erwachsene mag der Meinung sein, er habe seinem Kind viel Liebe entgegengebracht, indem er ihm bestimmte Werte vermittelt hat, die in seinen Augen wesentlich sind. Das Kind nimmt das aber als Beweis einer lieblosen Erziehung wahr. Es könnte zu dem Schluss kommen, der Elternteil habe einzig und allein aus ihm einen Menschen mit Wertvorstellungen machen wollen. Da es keinerlei Liebe hinter dieser Erziehung gespürt hat, hat das Kind in Wahrheit nur eine Nachricht empfangen: Ich liebe dich nicht dafür, was du BIST, sondern nur dafür, was du schaffen oder werden musst. Diese unterschiedlichen Auslegungen derselben Realität können schlussendlich zu einer Konfrontation zwischen dem Elternteil und dem erwachsen gewordenen Kind führen. Bis dahin aber wird das Kind an Verlassenheit leiden und sich Überlebensstrategien zurechtlegen.

Untersuchungen belegen, dass ein Erwachsener, der als Kind eine derartige Misshandlung erlitten hat, unter großen Problemen leiden kann[3]. Der durch den Missbrauch in der Kindheit hervorgerufene Stress führt zu einer epigenetischen Änderung der Glukokortikoidrezeptoren (NR_3C_1), die in der Wissenschaft als genetische Methylierung bezeichnet wird und die Hypothalamus-Hypophysen-Nebennierenrinden-Achse (HPA) beeinflusst. Diese Achse wird bei der Reaktion auf einen äußeren oder inneren Stimulus aktiv. Ist sie aber dysreguliert, beeinträchtigt das im Erwachsenenalter die Stressreaktion und kann zu psychischen Erkrankungen führen. Und wenn es in der Kindheit wiederholt zu Misshandlungen kommt, können die Mechanismen zur Stressregulierung dauerhaft geschädigt werden. So zeigt sich, dass die Folgen des Verlassenwerdens – eine klassische Form von Misshandlung – alles andere als harmlos sind und beim Erwachsenen zu schweren Störungen führen können.

Welche Überlebensstrategie kann ein Kind entwickeln, das zurückgewiesen oder verlassen wird? Es wird in diesem Moment sehr davon profitieren, seine eigene Denke zu erschaffen und zu nutzen.

Was ist die „Denke"?

Diese Bezeichnung wird sehr unterschiedlich verwendet. Hier die Definition, die diesem Buch zugrunde liegt:

Die Denke, die man genauso gut als Ego bezeichnen kann, könnte man einerseits mit „Krücken" vergleichen, mit denen wir uns behelfen, andererseits mit einem sich unaufhörlich drehenden Hamsterrad. Die Denke verhindert,

- dass wir in der Gegenwart leben. Sie verweist uns in die Zukunft mit ihrem Gefolge aus Befürchtungen, Beklommenheit, Angst, Panik, verlorenem Selbstvertrauen und Phobien. Sie lässt uns auch an die Vergangenheit denken, und dann überwiegen Bedauern, Reue und Schuldgefühle.
- dass wir Emotionen wie Freude, Trauer und Wut anerkennen, zulassen oder gar ausleben.
- dass wir in Kontakt treten mit unserem angeborenen Wissen, unserer Kreativität und unserem innersten Kern, also mit dem Menschen, der wir sind.

Indem die Denke den Kontakt zu uns selbst unterbindet, unterbindet sie auch den Austausch mit anderen Menschen und unserer Umwelt. Das führt zu Ausschluss, fehlender Kommunikation, Intoleranz, Ablehnung und sogar Rassismus. Die Denke lässt uns ein Machtgehabe an den Tag legen, durch das wir den Anderen kontrollieren und uns über- oder unterlegen fühlen. Genauso verleitet sie uns dazu, uns selbst zu vergessen und nur noch im Hinblick auf andere, auf die Normen oder die Gesellschaft zu funktionieren. Unser Ego drängt uns Tag für Tag, unser Leben an Floskeln wie „Man macht", „Ich muss", „Es gehört sich" auszurichten, obwohl wir genau wissen, dass wir am Ende jeden Tages eine Menge erreicht haben, nur nicht das, was wir wirklich erreichen wollten!

Die Denke verhindert auch den Kontakt mit dem Universum, das uns umgibt: Sie will uns glauben machen (was ihr auch bestens gelingt!), wir seien anders, der Pflanzen- und Tierwelt überlegen. Sie verleitet uns zu der Überzeugung, unser Gehirn mache uns zu besonderen

Geschöpfen, die sich nicht in ihre Umwelt einfügen können, ohne über sie zu bestimmen. Die Denke ist das Gefängnis, das wir uns ganz alleine errichten und in dem wir uns selbst einsperren, sowohl in körperlicher als auch in seelischer Hinsicht. Für die Denke ist das Leben eine permanente Gefahr, genau wie Bewegung, Neues, Begeisterung und Spontanität. Die Denke verhindert, das sich etwas verändert und das alles im Fluss ist. Sie setzt alles daran, dass wir blockieren und uns an Ansichten und Verhaltensweisen festbeißen, die repetitiv und verknöchert sind. Wir neigen dann dazu, unsere Fehler und Niederlagen zu wiederholen. So gelingt es uns nicht, daraus zu lernen, um uns weiterentwickeln zu können. Die Denke liebt Stagnation, ja sogar Rückschritte, sie nährt unsere geistige Unbeweglichkeit. Sie ist die Größte, wenn es darum geht zu überleben, und das erhebt sie zu einer Lebenskunst! Parallel dazu trichtert sie uns fortwährend ein, was wir tun müssen, was gut und was schlecht ist. Sie redet so lange auf uns ein, bis wir den Normen entsprechen, die andere festgelegt haben. So macht sie aus uns Zwerge, obwohl wir das genaue Gegenteil sind! Das Ego beziehungsweise die Denke ist die Anti-Liebe par excellence.

Man muss jedoch zwischen der Denke, die wir gerade beschrieben haben, und unserem Gehirn unterscheiden. Letzteres ermöglicht uns, zu denken und Pläne zu schmieden. Unser Gehirn, das mit einem bedeutsamen Erinnerungsvermögen ausgestattet ist, kann uns dabei helfen, Lebenserfahrungen abzuspeichern und wieder abzurufen, sobald wir es wollen.

Leider wird unser Gehirn von einer nicht unbedeutenden Gruppe von Wissenschaftlern, die der materialistischen Bewegung anhängen, welche das ausgehende 20. Jahrhundert dominiert hat, als Sitz all dessen angesehen, was den Menschen ausmacht. Die gigantischen Mittel und Forschungen, die einigen Wissenschaftlern zur Verfügung gestellt wurden, haben bis zum heutigen Tag nur zu einem einzigen Befund geführt: Das Gehirn ist unendlich komplex, und es sieht immer mehr danach aus, als sei das, was wir für ein unabhängiges Steuerorgan halten, eine Illusion. Die Wahrheit sieht ganz anders aus! Unser Gehirn ist ein wunderbares und sehr mächtiges Organ, solange es uns zu Diensten ist. Aber nicht das Gehirn ist es, das uns im eigentlichen Wortsinn *leben* lässt. Auch die Denke lässt uns nicht leben: Sie hindert uns sogar daran, unser ganzes Potenzial auszuleben, sie engt uns ein und bringt uns dazu zu glauben, dass „handeln" besser als „sein" ist.

Welche Konsequenzen hat die Denke für unser Leben, sobald sie auftaucht? Die Antwort ist einfach: Stress, wie ihn Hans Selye zu Beginn des 20. Jahrhunderts definiert hat. Stress ist eine unspezifische Antwort des Organismus auf jedwede Stimulierung des Körpers, ob positiv oder negativ, äußerlich oder innerlich.

Das erste Symptom, das wir empfinden, wenn unser Ego auftaucht, ist eine Anspannung. Sie kann sich körperlich in einer Muskelverspannung im Nacken oder an anderer Stelle des Körpers zeigen, als Kloß oder Knoten in der Kehle, im Magen oder im Unterleib, durch kalten Schweiß oder einen beschleunigten Puls. All diese Anzeichen sind genauestens von der Medizin definiert. Sie folgen aus der Aktivierung der HPA-Achse, also der automatischen Antwort unseres Körpers auf eine (positive oder negative) Stimulierung. Diese Achse veranlasst die Nebennieren, eine ganze Reihe von Hormonen auszuschütten. Dadurch erhöht sich der Pulsschlag, der Blutdruck steigt an, die Muskeln kontraktieren und der Blutzucker erhöht sich, um verstärkt das Gehirn zu versorgen. Gleichzeitig nimmt der Verbrauch von Magnesium und Zink zu und es kommt zu einer gesteigerten Tätigkeit bestimmter Nierenfunktionen. Dieses System verbraucht viel Energie, und da es automatisch reagiert und Vorrang hat (weil es dem Überleben dient), lässt es keinen Platz für ein anderes sehr wichtiges System, das hauptsächlich dazu dient, den Angriffen die Stirn zu bieten, die von Viren, Bakterien und entarteten Zellen ausgehen: unserem Immunsystem.

Folglich ist unser Immunsystem geschwächt und sogar gelähmt, solange die HPA-Achse aktiviert ist. Da unser Körper sehr raffiniert aufgebaut ist, kehrt sich das Ganze um, sobald der äußere oder innere Stimulus verschwindet oder unter Kontrolle ist. Dann wird die Ordnung wiederhergestellt: Wir nehmen eine körperliche und seelische Entspannung wahr, die von der Deaktivierung der HPA-Achse herrührt. Sie zeigt sich im Nachlassen der Muskelanspannung, der Normalisierung des Pulsschlags und des Blutdrucks und der Wiederaufnahme der normalen Funktion unseres Immunsystems.

Der Mensch ist sehr wohl mit der Fähigkeit ausgestattet, auch starken äußeren und inneren Einflüssen standzuhalten. Er kann angemessen auf vielerlei Situationen und bedeutsamen Stress reagieren. Wenn das HPA-System lange Zeit ohne Unterbrechung aktiviert ist, führt das jedoch zu verschiedenen körperlichen und psychischen Störungen: zu Erschöpfung, Schlafstörungen – entweder hat man Probleme einzuschlafen (Hyperaktivität des Gehirns) oder man wacht ständig auf –, zu Konzentrationsstörungen und Erinnerungslücken, erhöhter Reizbarkeit oder Verletzlichkeit im Vergleich zum Normalzustand, zu verringerter Libido, Haarausfall und brüchigen Nägeln, um nur einige Beispiele zu nennen. Diabetes vom Typ 2 und Bluthochdruck können die Folge sein. Weil das Immunsystem defizitär ist, können Krankheiten auftauchen, die von einem einfachen Schnupfen bis hin zu schwerwiegenden Erkrankungen reichen.

Die negativen Folgen von Stress sind nicht den Stressfaktoren geschuldet, sondern der Tatsache, dass dem Körper keine Pause eingeräumt wird. Nehmen wir als Beispiel eine Person, die einem äußeren Stimulus ausgesetzt ist, zum Beispiel der Kälte. Wenn diese Person sich halbwegs regelmäßig in einem wohltemperierten Raum aufhalten und zwischen Warm und Kalt wechseln kann, wird das keinerlei Auswirkungen auf ihre Gesundheit haben. Das Gleiche gilt für einen Menschen, der einem inneren Stimulus ausgesetzt ist, zum Beispiel einer Emotion. Wenn es ihm gelingt, diese zum Ausdruck zu bringen, wird ihm die für sein körperliches und seelisches Gleichgewicht so notwendige Pause guttun. Gärt diese Emotion aber weiter in ihm, besteht die Gefahr, dass die durch die Aktivierung der HPA-Achse erzeugte Anspannung negative Folgen hat, sowohl in körperlicher als auch in seelischer Hinsicht. So kommt es, dass viele Menschen wiederholt an der gleichen Krankheit leiden, denn sie erlauben sich nicht, ihre Emotionen auszuleben. Sobald ihnen das gelingt, funktioniert das Immunsystem wieder. Die Genesung kann dann sehr schnell eintreten.

Ein Beispiel: Joseph leidet an einer Entzündung der Nasennebenhöhlen, einer sogenannten Sinusitis. Er kommt in meine Sprechstunde. Ich frage ihn, was wenige Stunden vor dem Auftauchen der Sinusitis vorgefallen ist. Er sagt mir, dass eigentlich nichts Besonderes geschehen sei. Nach reiflicher Überlegung gesteht er mir dann, dass er drei Stunden, bevor er die Verstopfung der Nebenhöhlen wahrnahm, einen Streit mit seiner Frau hatte, bei der es um ihre Ausgaben ging. Ich erkundige mich, was er mit der Emotion gemacht hat, die mit diesem Vorfall verbunden ist. Er gesteht mir, dass die Wut immer noch in ihm steckt, und dass er sie nicht zum Ausdruck gebracht hat, einmal abgesehen davon, dass er seiner Frau gesagt hat, wie genervt und enttäuscht er von ihr sei.

Als er mir das erzählt, wird Joseph bewusst, dass er noch immer sehr erbost ist, obwohl er seiner Frau gesagt hat, was er empfindet. Ich schlage ihm vor, nach Hause zu fahren und zu versuchen, seine Wut nicht gegenüber seiner Frau zum Ausdruck zu bringen, sondern allein, um sich etwas Gutes zu tun. Als Vorsichtsmaßnahme verschreibe ich ihm noch das Antibiotikum, das üblicherweise benutzt wird, um jemanden von dieser Erkrankung zu „heilen". Ich rate ihm aber, es nur zu nehmen, falls es ihm nicht gelingt, seine Emotion auszuleben. Nachdem Joseph das Antibiotikum beim Apotheker in seinem Viertel gekauft hat, gelingt es ihm, seine Wut auszuleben, indem er auf der Heimfahrt laut im Auto mit sich selbst spricht. Später ruft er mich an, um mir zu sagen, dass seine Nebenhöhlen nur wenige Minuten danach wieder frei gewesen seien. Einige Stunden später war er von seiner Sinusitis genesen.

Dieser Vorfall hat nichts von einem Wunder und so etwas kommt bei den Patienten, die ich seit bald dreißig Jahren betreue, häufig vor. Josephs Genesung ist leicht zu erklären: Die aus dem Unterdrücken der Wut hervorgegangene Anspannung hat die HPA-Achse aktiviert, das Immunsystem war geschwächt. Die Bakterien, mit denen unser Körper gut leben kann, solange er nicht angespannt ist, konnten deshalb den Körper entkräften. Joseph wurde krank. Sein Zustand verlangte nach einer Behandlung, doch bestand das Risiko eines Rückfalls bei Ende dieser Behandlung, denn der wahre Grund für diese Erkrankung wäre ja damit nicht beseitigt worden. Die nicht ausgelebte Wut hätte weiterhin Spannungen verursacht, folglich die HPA-Achse wieder aktiviert und das Immunsystem erneut angegriffen. Zusätzlich zu den Nebenwirkungen des Antibiotikums wäre Josephs Körper durch die unterdrückte Emotion beständig geschwächt worden. Indem er seine Wut zum Ausdruck gebracht hat, genehmigte Joseph sich die Pause, die sein Immunsystem benötigte, um die Arbeit wiederaufzunehmen und dem Körper zu helfen, die Bakterien zu bekämpfen. Joseph konnte sich entspannen und sich mit seiner Frau sehr viel höflicher austauschen, als es davor der Fall war. Ein Mensch kann also sehr schnell von einer Sinusitis genesen, ohne zwangsweise Medikamente nehmen zu müssen, die zwar die Symptome mildern, aber nicht die Ursache behandeln! Das Gleiche gilt für alle anderen Erkrankungen, doch davon wird später anhand anderer Beispiele noch die Rede sein.

Kehren wir zu unserer Denke zurück. Sie ruft zuerst einmal eine körperliche Anspannung in uns hervor. Was empfinden wir, wenn wir an die Zukunft denken? Eine Anspannung, der wir je nach Intensität verschiedene Namen geben: Furcht, Angst, Sorgen, Panik oder sogar eine Phobie. Mangelndes Selbstvertrauen geht ebenfalls auf eine vergleichbare Anspannung zurück. Denn wenn wir meinen, etwas werde uns nicht gelingen, dann denken wir ganz offensichtlich an die Zukunft, befinden uns folglich also nicht mehr in der Gegenwart. Und was empfinden wir, wenn wir in der Vergangenheit leben? Eine Anspannung, die wir je nach Intensitätsgrad als Reue, Bedauern oder Schuldgefühle bezeichnen. Was fühlen wir, wenn wir Freude, Trauer oder Wut unterdrücken? Anspannung. Das Gleiche gilt, wenn wir unsere Intuition und unser angeborenes Wissen unterdrücken. Die Denke ist der Ursprung all dieser Spannungen. Wir müssen also ihren schädlichen Einfluss im Alltag eingrenzen. Doch bevor wir uns ansehen, wie das gelingen kann, wollen wir versuchen zu verstehen, woher sie kommt und wie sie funktioniert.

Die Denke existiert nicht von Geburt an. Ein Neugeborenes oder ein Baby weiß nicht, was Zukunft und Vergangenheit sind. Es lebt allein in der Gegenwart. Erst über die Erziehung tauchen die Vorstellungen von Vergangenheit und Zukunft auf. Das kann der Fall sein, wenn ein Kind beispielsweise die Ängste seiner Eltern spürt oder wenn man ihm heute eine Belohnung gibt, weil es gestern brav war.

Das Gleiche gilt für unsere Emotionen. Ein kleines Kind, das in der Gegenwart verwurzelt ist, äußert sie ganz selbstverständlich. Was macht es, wenn es Lust hat zu lachen? Es lacht. Was geschieht, wenn es traurig ist? Es weint. Und was passiert, wenn es unzufrieden oder wütend ist? Es schreit. Niemand bringt ihm bei, sich so zu verhalten. Es macht all das von sich aus und stellt sich keinerlei Fragen. Es lebt seine Emotionen im Hier und Jetzt, äußert sie sofort und wechselt rasant von einer zur anderen, was Erwachsene häufig verblüfft. Erinnern wir uns daran, dass wir alle einmal Kinder waren und dass wir alle einmal umstandslos und sofort ausdrücken konnten, was wir empfanden. Doch dann kam die Erziehung mit ihrem Gefolge aus Vorschriften und Gemeinplätzen, die der Denke den Boden bereitet haben: Wütend sein gehört sich nicht, nur Jammerlappen weinen, sich zu freuen ist ja ganz gut, solange man es diskret tut.

Jedwede Erziehung, die ein Kind erhält, neigt dazu, unsere Emotionen in Kategorien einzuteilen. Da gibt es die gute, die positive Emotion: die Freude. Dann gibt es die Emotionen, welche nicht gut, also negativ sind: die Wut und die Traurigkeit. Also ist es gut zu lachen, solange man nicht zu sehr damit prahlt, und es ist schlecht zu weinen und zu schreien. Daraus erwächst die Denke und sie nimmt an Einfluss zu, je mehr das Kind durch die Erziehung formatiert wird, um aus ihm einen annehmbaren und von der Gesellschaft akzeptierten Jugendlichen zu machen. Denn die Gesellschaft gibt die Regeln und die Normen vor. Die Wut wird zum Feind, obwohl in Wirklichkeit die Denke der Feind ist. Die Traurigkeit wird zu einer unerfreulichen Gefühlsregung, obwohl ihre Blockade durch die Denke körperliches und seelisches Unwohlsein auslöst.

In der Psychiatrie hat man sich all dessen bemächtigt, um darüber zu bestimmen, wer „der Norm entspricht“ und wer nicht. So kommt es, dass turbulente Kinder, die auf eine schwierige Umgebung reagieren, häufig in die Schublade der hyperaktiven Kinder gesteckt werden. Diese Kinder müssen mit einem Medikament behandelt werden, das bereits lange vor der diagnostizierten Störung entdeckt wurde. So kommt es auch, dass ein schüchterner Mensch zu einem Kranken gemacht wird, der an einer Sozialpsychose leidet, weshalb er zur Behandlung Antidepressiva erhält. Die Bibel der psychischen Störungen, das berühmte *DSM-5*[4], hat es geschafft, aus jeder anormal gelebten Emotion eine psychische Erkrankung zu machen!

Unsere Gesellschaft hat entschieden, welche Emotionen akzeptabel sind und welche nicht. Aber sie haben dabei nicht an den Menschen gedacht, der im Namen dieser Normalität, die nichts mit seiner wahren Natur zu tun hat, Wut, Trauer und Freude unterdrückt. Wie beschrieben, ruft eine solche Blockade Anspannung hervor. Diese führt dann zu gravierenden körperlichen und seelischen Leiden, deren Behandlung astronomische Summen kostet. Außerdem äußert sich die unterdrückte Wut, wenn sie denn explodiert, als Zornesausbruch, der mit einfacher Wut nichts gemein hat. Diese Art Anfall ist für die Betroffenen selbst zerstörerisch, aber auch für die Gesellschaft. Man sehe sich nur einmal die Gewalt an, die an öffentlichen Orten herrscht, sei es im beruflichen oder im sozialen Umfeld. Wie soll man darauf reagieren? Noch ein wenig mehr Repression und ein Teufelskreis entsteht.

Das Gleiche gilt für Traurigkeit, die von der Denke blockiert wird. Diese Blockade führt zu gravierenden Störungen wie Depressionen, die gewöhnlich mit Antidepressiva behandelt werden. Sie hüllen die Leiden der Betroffenen in eine chemische Zwangsjacke und lassen sie funktionieren. Ein ausgeglichenes Leben ohne Anspannung ist damit nicht möglich. Als Produkt unserer Erziehung ist die Denke deshalb hauptverantwortlich für Unwohlsein und Übel, an denen nicht nur der Einzelne krankt, sondern die ganze Gesellschaft, in der er lebt.

Wie funktioniert die Denke?

Man kann die Denke nicht mit der eigenen Denke vertreiben, das ist unmöglich. Bewusst zu versuchen, nicht mehr an etwas zu denken, das uns beispielsweise Angst macht, funktioniert ganz und gar nicht. Versuchen Sie doch einmal, nicht mehr an das graue Huhn zu denken – Sie werden erst recht daran denken! Dabei ist es diese Art Ratschlag, den wir uns ständig vorbeten und von unseren Freunden zu hören bekommen, die uns wohlgesonnen sind: „Denk nicht mehr dran, lass gut sein, tu so, als gäbe es das gar nicht!" Die Art Ratschlag, den wir uns selbst erteilen oder von anderen erteilt bekommen, um uns von unserem Ego zu befreien, steigert nur die Anspannung und stärkt dieses Ego im Alltag. Das Hamsterrad dreht sich mit schwindelerregender Geschwindigkeit und wir sind sehr angespannt. Das ist der Beweis, den uns unser Körper als unser bester Freund liefert, um uns bewusst zu machen, dass wir völlig von unserer Denke beherrscht werden. Wir sitzen im Sattel, aber das Pferd spielt verrückt, und wir leiden unter seiner Dominanz.

Um das Pferd zu beruhigen, können wir versuchen, es zu zähmen, indem wir die Techniken zur Beherrschung der Denke anwenden. Wir können uns ein beruhigendes Bild vor Augen führen, Gebete oder Mantras aufsagen oder positive Gedanken laut aussprechen, bis wir uns weniger angespannt fühlen. Wir benutzen dabei unsere Denke, damit nicht sie uns benutzt. Präsent ist sie aber weiterhin. Folglich zieht sie uns erneut in ihren Strudel, sobald wir die Übungen einstellen.

Es gibt mehrere Techniken, die auf die Beherrschung der Denke abzielen, doch sind sie alle mit derselben Gefahr verbunden: Sie erschaffen eine Entspannung, die nur vorübergehend und irgendwie auch illusorisch ist, denn sie beruht auf einem Bild oder einem Gedanken, die von der Denke generiert wurden. So bestimmt die Denke weiter über uns. Bei dieser Herangehensweise ist es außerdem unmöglich, in der Gegenwart zu bleiben, dem einzigen Moment, in dem wir leben. Wir rufen nämlich entweder ein beruhigendes Bild ab, das aus unserer Vergangenheit stammt, oder ein Traumbild, das nicht zur Wirklichkeit gehört. Wie auch immer wir es anstellen, diese Techniken verschaffen uns keinen Zugang zur Gegenwart, was nicht nur bedauernswert ist, sondern auch ein großes Problem nach sich zieht: Sind wir nämlich nicht in der Gegenwart, können wir auch nicht in Kontakt mit unseren Emotionen treten. Sie werden weiterhin vom Ego blockiert, und die daraus entstehende Anspannung kann nicht verschwinden.

Die Denke hat uns also fest im Griff. Jagen wir sie zur Tür hinaus, kommt sie in veränderter Gestalt wieder durchs Fenster. Doch unser Körper signalisiert uns ihre Anwesenheit sofort durch seine Anspannung. Unser Gehirn mag versuchen, uns vom Gegenteil zu überzeugen, doch unser Körper lügt nie! Es wäre falsch, nicht zu nutzen, was er uns verrät. Wir sind ja vierundzwanzig Stunden am Tag mit ihm zusammen. Statt anzunehmen, er sei unser schlimmster Feind (noch eine Idee unserer Denke!), sollten wir einfach auf ihn hören.

Wie schaffen wir es also, die Denke auszuschalten[5], sie zum Schweigen zu bringen, um uns ganz im Hier und Jetzt wiederzufinden, in Kontakt zu treten mit unseren Emotionen und unserem innersten Kern, also dem Menschen, der wir wirklich sind? Um das zu erreichen, müssen wir eine Methode finden, die wir immer und überall anwenden können. Es wäre jedoch illusorisch zu glauben, dass wir allein durch ein bisschen Meditieren pro Tag die Denke von morgens bis abends zum Schweigen bringen. Kein Lebewesen auf dieser Erde ist fähig, vierundzwanzig Stunden zu schweigen, denn das Ego kommt ständig wieder an die Oberfläche. Doch es gibt eine ganz einfache Technik. Sie besteht darin, unsere Aufmerksamkeit auf unseren Körper und unsere Sinneseindrücke zu richten.

Der Ausdruck „die Aufmerksamkeit richten" umschreibt sehr gut, was wir tun müssen. Es geht weder darum, die einzelnen Körperteile zu visualisieren, noch darum, sich derselben bewusst zu werden, und auch nicht darum, in den Körper einzutauchen. Es geht allein darum, unsere Aufmerksamkeit auf einen Bereich unseres Körpers zu richten, zum Beispiel unsere Finger oder Zehen, um sich dann auf ihre Bewegungen zu konzentrieren. Das dauert nur wenige Sekunden oder eine Minute und reicht häufig schon aus, um in die Gegenwart zurückzukehren. Wir müssen unsere Aufmerksamkeit nicht auf jeden einzelnen Körperteil lenken (es sei denn, wir nehmen uns die Zeit dafür), sondern nur auf einen. Ich persönlich bevorzuge die Zehen, denn die können wir bei der Arbeit, auf der Straße, bei Tisch oder wo auch immer in den Schuhen bewegen, ohne dass es jemand bemerkt.

Das Gleiche gilt für die Sinneseindrücke. Wir können einen unserer Sinne nutzen, um unsere Denke auszuschalten. Wir können zum Beispiel die Aufmerksamkeit auf die Textur des Stifts richten, den wir in der Hand halten, oder auf die Wärme, die wir zwischen der Kleidung und dem Körper spüren (das betrifft den Tastsinn), auf den Geruch des Ortes, an dem wir uns gerade aufhalten (Geruchssinn), auf den Geschmack unseres Speichels (Geschmackssinn). Beim Sehsinn muss man jedoch aufpassen, denn beim Schauen neigen wir dazu, wieder zu denken. Es ist bekannt, dass 60 bis 80 Prozent unserer Gedanken durch etwas Gesehenes ausgelöst werden.

Wir können (und müssen!) diese Übung viele Male im Lauf des Tages machen. Denn das Ego ist, wie wir herausgestellt haben, im Alltag sehr präsent und gewinnt die Oberhand, sobald wir ihm einen Platz einräumen. Je häufiger wir uns jedoch gestatten, unsere Denke auszuschalten, umso schneller merken wir es auch, wenn sie zurück ist. So gelingt es uns, viel mehr im Hier und Jetzt und bei uns zu sein.

Ein von vielen Menschen vorgebrachter Einwand lautet: „Wie soll ich es denn anstellen, so viel Zeit darauf zu verwenden, meine Aufmerksamkeit auf meinen Körper und meine Sinneseindrücke zu lenken? Schließlich arbeite ich oder bin mit anderen Dingen beschäftigt." Die Antwort ist einfach: Während man die Übung durchführt, wird man feststellen, dass sie keinerlei Zeit und Kraft kostet. Ganz im Gegenteil. Je häufiger man sie anwendet, desto konzentrierter und leistungsfähiger ist man. Unser gewitztes Ego wird uns höchstwahrscheinlich immer davon überzeugen wollen, dass die Übung unmöglich ist, frei nach dem Motto: „Wenn das so einfach wäre, wüsste das doch jeder!"

Die Denke ausschalten, indem man seine Aufmerksamkeit auf den Körper und die Sinneseindrücke lenkt, mag im Vergleich zu dem, was in gewissen spirituellen Kreisen gepredigt wird, geradezu banal erscheinen. Es stimmt, unsere Denke mag die schwer auszuführenden Sachen, denn so kann sie uns glauben machen, dass wir mit großen, geistigen Fähigkeiten ausgestattet sein müssen, wenn es uns gelingt, ach so komplizierte Übungen zu vollbringen. Unser Ego will uns weismachen, die wahre Spiritualität könne nur an bestimmten Orten und durch brillante, wenig verbreitete Handlungen erlebt werden, niemals aber ganz einfach und mittels alltäglicher Gesten. Dabei entsteht wahre Spiritualität aus den einfachsten Handlungen, wie Kartoffeln schälen, den Haushalt machen oder die Aufmerksamkeit auf den Körper und die Sinneswahrnehmungen richten. Letzteres wirkt so einfach, ist aber in Wirklichkeit extrem schwer umzusetzen. Ich kann nur all jene ermutigen, die diese Art, ihre Denke auszuschalten, grob vereinfachend finden, die Übung regelmäßig in die Tat umzusetzen. So wird ihnen bewusst, dass es sich um eine Übung von großem spirituellem Wert handelt.

Welchen Sinn hat es, seine Denke auszuschalten?

Seine Denke auszuschalten hat zur Folge, dass man sich mehr um sich kümmert, dass man sich selbst Aufmerksamkeit schenkt. Ich pflege meine Patienten zu fragen, ob sie auf ihre Angehörigen oder Arbeitskollegen achten, um zu erfahren, ob diese angespannt oder entspannt sind. Alle bejahen diese Frage, und manche fügen hinzu, das sei ein Automatismus. Wie viel Zeit benötigen sie, um zu erkennen, ob die Menschen in ihrer Umgebung angespannt oder entspannt sind? Den Bruchteil einer Sekunde! Wie viel Kraft kostet sie das? Gar keine! Warum tun sie das? Aus Interesse, Neugier, Liebe!

Stellen wir uns folgende Frage: Wie oft am Tag leisten wir das für uns selbst? Wie oft fragen wir uns selbst, ob wir angespannt oder entspannt sind? Wir werden sehr schnell feststellen, das wir es nur selten tun, wahrscheinlich sogar nie. Was bedeutet das? Ich überlasse Ihnen die Antwort auf diese Frage, und vor allem lasse ich Sie Ihre Schlüsse daraus ziehen. Sich regelmäßig zu fragen, ob man angespannt oder entspannt ist, kostet weder Zeit noch Kraft. Stellen wir aber fest, dass wir ein wenig, sehr oder extrem angespannt sind, dann haben wir die Möglichkeit, unsere Denke auszuschalten. Und dazu ist nur ein geringer Aufwand nötig. Wir profitieren davon, uns um uns selbst zu kümmern und uns so viel Interesse entgegenzubringen, wie wir es auch bei anderen tun. Wir schenken uns auf diese Weise Aufmerksamkeit und folglich Liebe.

Die Denke auszuschalten ermöglicht uns auch, uns in der Gegenwart wiederzufinden, dem einzigen Moment, in dem wir nun einmal leben. Das hilft uns dabei, uns von unseren Ängsten, unseren Sorgen, unserer Reue und unseren Schuldgefühlen zu befreien, was nicht gerade wenig ist. Wir leben in der Tat zu häufig außerhalb der Gegenwart, in der Zukunft und der Vergangenheit, und unser Körper versucht, uns durch die empfundene Anspannung darauf aufmerksam zu machen. Die Anspannung verschwindet, sobald wir uns im Hier und Jetzt wiederfinden, denn im Hier und Jetzt gibt es keine Angst oder Schuldgefühle.

Auf diese Aussage reagieren die Zuhörer sehr häufig: Jeder erinnert sich an ein Ereignis, bei dem er Angst hatte. Doch wenn der Betroffene sich genau daran erinnert, was geschehen ist, wird er schnell feststellen können, dass er zum kritischen Zeitpunkt ganz im Hier und Jetzt war, dass all seine Sinne geschärft waren, dass er beinahe einen kompletten Rundumblick von 360 Grad hatte und dass seine Intuition ihm genau vorgab, was zu tun war und was nicht. Erst nach dem Vorfall ist die Angst aufgetaucht, denn in diesem Moment kehrt die Denke zum Geschehenen zurück oder weicht in die Zukunft aus, um sich auszumalen, was alles hätte passieren können, wenn... Ins Hier und Jetzt zurückzukehren führt zu einer spürbaren körperlichen Entspannung, die sehr guttut und es uns gleichzeitig ermöglicht, ein aktives Immunsystem wiederherzustellen. So können auch verschiedene seelische Störungen geheilt werden, an denen wir eventuell leiden.

Der zweite Vorteil einer Rückkehr zur Gegenwart besteht darin, dass wir unsere Emotionen zulassen, empfinden und ausleben können. Es gibt drei große Gruppen von Emotionen: Freude, Trauer – in unterschiedlicher Stärke – und Wut. Zur Wut gehören beispielsweise auch Gereiztheit, Verdruss und Hass. Sie verbirgt sich hinter Ausdrücken wie Ohnmacht, Ungerechtigkeit, Groll und Frust. Vergessen wir nicht, dass Emotionen etwas Natürliches sind und dass wir sie als Säuglinge zu empfinden und auszuleben wussten. Emotionen sind weder gut noch schlecht, weder positiv noch negativ. Sie sind einfach da, und es geht nicht darum, sie zu verurteilen, zu kommentieren oder zu verdrängen. Sie gehören zu unserem Wesen und müssen akzeptiert werden. Schlecht jedoch ist es, Emotionen durch die Denke zu blockieren.

Es gab eine Zeit, in der die Emotionen in unserer Gesellschaft nicht gern gesehen wurden. Sätze wie „Lassen Sie Ihre Emotionen bei der Arbeit außen vor" waren gang und gäbe. Es war nicht gut angesehen, etwas zu empfinden. Seit einigen Jahren haben die Emotionen aber etwas an Terrain gewonnen, und in den Medien und der Öffentlichkeit wird viel davon gesprochen. Es gehört inzwischen zum guten Ton, über dieses Thema zu schreiben, und eine ganze Reihe Bücher behandeln Emotionen im Rahmen der Persönlichkeitsentwicklung. Inzwischen wird es von einem Großteil unserer Gesellschaft fast schon als normal erachtet, Emotionen zu haben... solange der Andere oder die Anderen nicht von ihnen gestört werden! Also gibt es gute Emotionen wie die Freude, die von der Gesellschaft als positiv angesehen werden, und schlechte, negative Emotionen: Angst, Schuldgefühle und Wut. Trauer dagegen ist akzeptabel, solange sie nicht zu stark ausgeprägt ist und nicht zu lang anhält.

Meine Kollegen, Psychiater, Internisten und Allgemeinärzte, haben schnell reagiert und zahlreiche Medikamente verschrieben, um die Macht der Emotionen zu drosseln: Angstlöser, Antidepressiva, Schlafmittel und andere Neuroleptika. Nur zum Vergleich erinnere ich daran, dass in Europa und Nordamerika 40 bis 50 Prozent der Bevölkerung (ich zitiere hier die offiziellen Statistiken!) solche Medikamente nehmen! Wir haben (endlich!) das Recht, Emotionen zu haben, ABER sie sollen bitteschön normal empfunden und gelebt werden. Wer entscheidet, was normal ist? Sie oder die Gesellschaft? Die Experten in Sachen Emotionsverwaltung, also die Psychiater und andere Personen, die sich das Recht anmaßen zu definieren, was eine normale Emotion und was eine anormale Emotion ist, und folglich darüber befinden, ob Sie wohlauf oder krank sind? Auf welcher Grundlage tun sie das? Leider auf keiner echten, wissenschaftlichen Grundlage, sondern vielmehr aufgrund eines Wusts an Werturteilen und Pseudodiagnosen. Diese Experten haben mächtige Verbündete, welche die Instrumente erschaffen, die den an Anormalität Leidenden helfen können zu funktionieren, und das zur großen Freude der Gesellschaft: Die Rede ist von den pharmazeutischen Unternehmen und den Medikamenten, die sie herstellen.

Allerdings zeigt sich in der Gesellschaft auch eine neue Tendenz: Die Emotionen dürfen nicht unterdrückt werden, denn sie existieren nun einmal. Allerdings müssen sie verstanden werden, um gut mit ihnen umgehen und sie verwalten zu können. So wird es leichter, sie hinzunehmen und sich an sie zu gewöhnen.

Zuerst einmal ist es wichtig, sie genau zu identifizieren und zu definieren. Empfinden wir zum Beispiel angesichts eines Problems Trauer oder Wut? Erinnern wir uns daran, dass Trauer in sozialer Hinsicht eher akzeptiert wird als Wut, die nach wie vor als „schlechte" Emotion gilt, da sie zu destruktiv und zu gewalttätig ist. Und da die Trauer nicht so „schlecht" und weitaus zivilisierter ist, neigen wir dazu, Trauer zu empfinden. Und prompt sind alle zufrieden!

In einem zweiten Schritt empfiehlt es sich, uns selbst und vor allem dem (oder den) Anderen den Grund unserer Emotionen zu erklären. Warum sind wir traurig? Warum sind wir wütend? Die Erklärung muss für den (oder die) Anderen akzeptabel und nachvollziehbar sein. Es muss doch einen guten Grund für diese und jene Emotion geben! Und dieser Grund muss nicht nur uns einleuchten, sondern vor allem dem Anderen. Sein Urteil muss also mitberücksichtigt werden, damit wir uns in unseren Empfindungen bestätigt sehen können.

Ein Mensch muss also eine logische und vernünftige Erklärung finden, um sich und andere davon zu überzeugen, dass seine Emotion das Recht hat zu existieren. Solange er die Logik versteht, die seine Trauer und seine Wut erzeugt, ist er glücklich, denn das tröstet ihn in Anbetracht seiner Emotionen. Doch um zu diesem Verständnis zu gelangen, muss der Betroffene sich zwangsweise darauf stützen, was die Gesellschaft als „normal" beschreibt, und nicht darauf, was er selbst normal findet. Obendrein wird diese Normalität so definiert, dass die Gesellschaft (und ihre Experten) nicht zu sehr bedrängt und gestört wird. Es läuft darauf hinaus, dass unser Verständnis dessen, was in uns vorgeht, zwangsweise zu dem passen muss, was die Anderen für statthaft und zumutbar erachten. Wenn wir traurig sind, darf unsere Trauer bestimmte Grenzen, die von anderen oder von der Gesellschaft festgelegt werden, nicht überschreiten. Die Intensität dieser Emotion muss nach den gleichen Normen gemessen werden.

Das Verständnis dafür, was wir empfinden, und die Erklärung, die wir formulieren, ermöglichen uns den nächsten, den wichtigsten Schritt: unsere Emotionen zu verwalten. Was bedeutet der Ausdruck „verwalten" in diesem Zusammenhang? „Seine Belange regeln" oder auch „einer schwierigen Situation so gut wie möglich die Stirn bieten". Dieser Ansatz soll uns dahin bringen, unseren Emotionen „die Stirn zu bieten" und sie zu „regeln", so wie wir das bei einer Geschäftsangelegenheit machen würden, damit die Verluste möglichst gering gehalten werden. Mit anderen Worten: Beim Ausleben unserer Emotionen müssen die Verluste für uns und die Gesellschaft gering gehalten werden. Das bedeutet, dass Emotionen potenziell zerstörerisch für andere und für uns selbst sind. Und das wiederum hat Konsequenzen. Es verleitet dazu, eine Emotion nicht ganz auszuleben, sondern diese Handlung zu begrenzen. Dann aber laufen wir Gefahr, krank zu werden und uns schlecht in unserer Haut zu fühlen…

Diese gesamte Vorgehensweise ist gefährlich und kann nicht zu unserem Wohlergehen beitragen. Wenn wir darauf achten, was unser Körper uns sagt, werden wir feststellen, dass wir bei diesem Unterfangen die ganze Zeit angespannt sind – der Beweis dafür, dass unsere Denke das Sagen hat. Wenn wir aber dieses Hamsterrad zum Halten bringen, können wir unsere Emotionen vollständig und für uns ausleben, um uns etwas Gutes zu tun. Das setzt zwangsläufig voraus, dass wir unsere Wut nur ausleben, wenn wir allein sind, nicht aber in Gegenwart anderer oder gegenüber Menschen, die nicht verantwortlich sind für das Leid, welches durch die Blockade unserer Emotionen verursacht wurde.

Es ist schwer, das zu akzeptieren, denn wir neigen alle dazu, die Anderen für unsere Leiden verantwortlich zu machen: Ein Bakterium ist die Ursache für die Infektion, an der wir leiden, unser Partner ist schuld an unserem Unwohlsein, nach allem, was er uns angetan hat… In Wahrheit ist nicht das Bakterium verantwortlich, sondern unsere Denke, die unsere Emotionen blockiert und dadurch unsere Immunabwehr geschwächt hat. Und nicht unser Partner ist schuld an unserer Trauer oder Wut, sondern unsere Denke, die uns daran hindert, diese Emotionen zum Ausdruck zu bringen. Diese Wahrheit zu verstehen und zu akzeptieren gibt uns die Freiheit, ohne Hilfe von außen zu genesen. Wir tragen also sowohl die Möglichkeit in uns, krank als auch gesund zu werden. Das bedeutet, wir haben die Macht, unser Leben zu erschaffen statt es zu ertragen, und das ist eine wunderbare Erkenntnis.

Seine Denke auszuschalten ermöglicht uns auch, uns selbst wiederzufinden. Denn nur im gegenwärtigen Moment können wir in Kontakt kommen mit unserer Intuition, unserem angeborenen Wissen, unserer Kreativität und all unseren Stärken. In diesem Augenblick stehen wir auch in Kontakt mit dem Teil in uns, der verbunden ist mit dem gesamten Universum, von dem wir eine Komponente sind und das wir in uns tragen. Dieser innerste Kern, wie ich ihn gern bezeichne, ist einzig im Hier und Jetzt wahrnehmbar. Um in Kontakt mit ihm zu treten, müssen wir unsere Denke ausschalten. die ja alles daran setzt, uns einzuengen. Die Denke verhindert, dass wir uns kennenlernen und unser gesamtes Potenzial ausschöpfen, das immens ist.

Unsere Denke auszuschalten, erlaubt uns also zu *leben*, zu *sein* und uns so zu lieben, wie wir sind. Die Liebe gibt uns die Möglichkeit, uns anderen gegenüber zu öffnen. Es ist also ganz wesentlich, seine Aufmerksamkeit so häufig wie möglich auf den eigenen Körper und die Sinneseindrücke zu lenken. Wie wir gesehen haben, ist es gar nicht schwer. Es bedarf keiner großen Anstrengung, um dorthin zu gelangen.

Wie die Denke einem Kind nützt, das an Verlassenheit leidet

Kommen wir zu dem Kind zurück, das verlassen wird, und zwar von den Menschen, die es eigentlich lieben sollten, um es in seiner Entwicklung zu begleiten. Es erlebt großes Leid. Was es erleidet, ist derart grausam, dass es gut daran tut, sich der Gegenwart zu entziehen, damit es nicht zu wehtut. Das Ego stellt in diesem speziellen Fall die einzige Möglichkeit dar, die das Kind hat, um das Leid auszuhalten und zu überleben. Also entwickelt es sehr früh eine ausgeprägte Denke, die ihm erlaubt, sich von der Umwelt zu lösen und die Emotionen nicht zu verspüren, die durch das Erlebte wachgerufen werden. Was empfindet ein Kind angesichts dieses Mangels an Liebe, angesichts dieser Aggression? Trauer, sicher, aber doch hauptsächlich Wut. Und was für eine Wut! Was macht es damit? Wie jedes Kind bringt es die Wut ganz natürlich zum Ausdruck, indem es zum Beispiel schreit und weint. Was erhält es im Gegenzug? Aufmerksamkeit, aber nicht in Form von Liebe. Ganz im Gegenteil, es wird noch mehr Gleichgültigkeit erfahren, mehr Bestrafungen, Schreie und andere Reaktionen, die ihm schnell klarmachen, dass es besser ist zu schweigen, den Rücken zu beugen und das Wenige zu akzeptieren, das die Menschen, die sich um es kümmern, bereit sind zu geben.

In den Notaufnahmen werden oft Kinder behandelt, die Opfer des sogenannten Schütteltraumas werden. Ungefähr zehn Prozent dieser Kinder sterben an den Folgen, wenn sie von ihrem Vater, ihrer Mutter oder einer anderen Person, zum Beispiel der Tagesmutter, gewaltsam geschüttelt werden. 75 Prozent tragen bleibende Schäden davon. Diese „Unfälle" treten meist bei Säuglingen unter einem Jahr auf. Die Eltern sind erschöpft oder wissen sich nicht mehr zu helfen, wenn ihr Kind ohne Unterlass weint. Das ist erschreckend, aber nur die Spitze des Eisbergs, denn wir sprechen hier von körperlicher Misshandlung. Es gibt weit subtilere Formen der Bestrafung, die leider sehr verbreitet sind. Eine der häufigsten besteht darin, Schreie oder Tränen unter einem erzieherischen Vorwand zu ignorieren. Wie nimmt das Kind diese Vorgehensweise wahr? Sie kann doch nur sein Gefühl der Verlassenheit vertiefen, sein Leid verschlimmern und es davon überzeugen, dass es keine Person ist, die man lieben kann.

Die Denke wird dem Verlassenen also von Kindheit an zum Weggefährten. Er wird Schutzmechanismen erschaffen, um das Problem zu lösen. Diese haben Konsequenzen:

- ***Angst und Furcht:*** Der an Verlassenheit Leidende hat Angst davor, verlassen zu werden. Es ist das Schlimmste, was ihm passieren kann, denn das ruft jedes Mal die ursprüngliche Kränkung wach.
- ***Schuldgefühle:*** Da das Kind nicht versteht, warum es zurückgewiesen wird, redet es sich ein, etwas Schreckliches getan zu haben, denn es wird ja nicht so geliebt, wie man es lieben müsste, und das weiß es in seinem Innersten auch. Diese Schuldgefühle werden es sein Leben lang begleiten, solange es das Problem nicht löst.
- ***Urteile über sich selbst:*** Am häufigsten handelt es sich um eine Abwertung. Da der Verlassene glaubt, nicht geliebt werden zu können, meint er zwangsläufig voller Fehler, Unzulänglichkeiten und Beschränkungen zu sein, die aus ihm einen wertlosen, unzuverlässigen Menschen machen.

- ***Mangel an Liebe:*** hauptsächlich gegenüber sich selbst, weshalb es Betroffenen auch schwerfällt, einen Anderen oder andere zu lieben.
- ***Mangel an Gefühlen:*** Da der Verlassene häufig seit seiner frühen Kindheit seine eigenen Emotionen meidet, scheint er auch bei bestimmten Ereignissen nichts mehr zu empfinden, wodurch er hart, distanziert und kalt wirkt. Diese Haltung verstärkt natürlich den Mangel an Liebe, doch auch die anderen genannten Punkte.

Der Verlassene wechselt mit großer Leichtigkeit von einem zum anderen dieser Punkte, denn er kann nicht anders. Das erklärt einige der Verhaltensweisen, die ihn auszeichnen, und die Art, wie er eine Liebesbeziehung eingeht.

Die OGE-Methode

Diese Methode wurde 1997 begründet – hauptsächlich, aber nicht ausschließlich für all jene, die an Verlassenheit leiden. Sie hat sich als sinnvoll und wirksam erwiesen und soll hier kurz vorgestellt werden. Der Begriff OGE ist ein Wortspiel: die Umkehrung des Wortes Ego.

Als Allgemeinmediziner interessierte ich mich seit etwa zehn Jahren für das Thema Stress und sah mich häufig mit Patienten[6] konfrontiert, die auf meine Frage, warum sie unter diesem und jenem litten, jedes Mal auf ein Ereignis oder eine Reihe von Ereignissen zu sprechen kamen, die ihnen wichtig schienen. Ihnen zufolge waren diese Ereignisse die Auslöser ihres Unwohlseins oder ihrer Erkrankung. Und jedes Mal waren die Emotionen, die durch diese Geschehnisse hervorgerufen wurden, nicht anerkannt, nicht empfunden und nicht ausgelebt worden.

Wie wir bereits gesehen haben, rufen diese nicht gelebten Emotionen Spannungen hervor, die das Auftauchen verschiedener Beeinträchtigungen begünstigen und die Ursache für eine geschwächte Gesundheit darstellen. Es geht also darum, den Betroffenen vorzuschlagen, ihre Probleme zu regeln, indem sie die von der Denke unterdrückten Emotionen ausleben. Erwachsenen fällt es jedoch sehr schwer, wieder in Kontakt mit allem zu treten, was sie freut, was sie traurig und was sie wütend macht. Ihr Ego ist darauf programmiert, sie von diesen Emotionen fernzuhalten. Das hat mich dazu geführt, das OGE-Konzept und die OGE-Methode zu entwickeln, ein sehr nützliches Instrument.

Das OGE-Konzept besteht darin, dem Betroffenen eine Begleitung anzubieten, die folgende Punkte berücksichtigt:

- Der Einzelne soll in aller Freiheit und in geschütztem Rahmen Folgendes wiederfinden:
  - seine Selbstständigkeit (indem er sich von seinem Ego befreit)
  - seinen innersten Kern
- Hemmschwellen, Ängste und Blockaden sollen aufgezeigt werden, um dem Betroffenen zu helfen, seine Selbstachtung, seine Emotionen, sein angeborenes Wissen, seine Kreativität und seine Intuition wiederzufinden, damit er *lebt*.
- Jede Therapieform, bei der Macht ausgeübt wird, und alle Ansätze, die zu Entfremdung und Verleugnung des Betroffenen als einem autonomen Wesen führen, sind abzulehnen.
- Liebe und Selbstrespekt sollen erlebbar werden, um das Wohlergehen zu wahren oder wiederherzustellen. Selbstrespekt und Liebe sind sowohl das Mittel als auch das Ziel dieses Vorgehens.

Bei diesem Konzept geht es darum, die Betroffenen zu begleiten. Ich will sie nicht leiten oder ihnen irgendwelche Haltungen oder Vorgehensweisen vorschreiben. Ich mache nicht die Arbeit, sondern stehe dem Betroffenen zur Seite, um ihm zu helfen, eigene Antworten und Lösungen für die Probleme zu finden, mit denen er sich konfrontiert sieht. Im gemeinsamen Voranschreiten kann der Betroffene genesen, indem er selbst den zu diesem Zweck geeigneten Weg findet. Diese Art von Begleitung kann nur im tiefsten, gegenseitigen Respekt stattfinden. Dazu gehören eine ordentliche Dosis Bescheidenheit aufseiten des Therapeuten oder Begleiters und großer Mut aufseiten des Hilfesuchenden. Ziel dieses Vorgehens ist es, dem Betroffenen dabei zu helfen, seine Autonomie wiederzufinden, also zu genesen. Der Autonomieverlust ist nämlich Synonym für Leiden, Unwohlsein sowie verschiedenste

Symptome und Krankheiten. Seine Autonomie wiederzuerlangen bedeutet, sich hin zu mehr Wohlergehen zu entwickeln, indem man sich die Erlaubnis erteilt, sich zu lieben. Die Liebe ist das Fundament für diesen Ansatz, der höchst ambitioniert und vielversprechend ist.

Die OGE-Methode ist ihrerseits eines der Instrumente im Dienst dieses Konzepts, der Betroffenen sowie der Therapeuten und Begleiter. Sie fußt auf drei Stufen. Die erste ist eine unabdingbare Voraussetzung, ohne die der Übergang zu den nächsten beiden nicht möglich ist.

1. Seine Denke ausschalten.
2. Seine Emotionen anerkennen, spüren und ausleben.
3. Seine Intuition, sein angeborenes Wissen und seinen innersten Kern wiederfinden.

Dieses Vorgehen ermöglicht dem Einzelnen, sich so zu nehmen, wie er ist. Er wird dabei auf seine Stärken, seine Qualitäten und seine Kraft treffen. Und so wird es ihm gelingen, seinen Alltag besser zu leben. Die Methode kann auch bei Gruppen angewendet werden, die mit verschiedensten Widrigkeiten konfrontiert sind. Das Vorgehen ist nicht starr, es kann an die Bedürfnisse eines Einzelnen, einer Gruppe oder auch an ein ganzes Unternehmen angepasst werden. Die Wirksamkeit der Methode hat sich in unterschiedlichsten Zusammenhängen gezeigt. Sie eignet sich gleichermaßen für Erwachsene wie für Jugendliche und Kinder. Sie nützt zur Vorbeugung wie zur Heilung, bei Krisen wie bei chronischen Schwierigkeiten. Der Ansatz ist einfach darzulegen, aber schwieriger in der Umsetzung, denn die Denke ist sehr widerstandsfähig und gut organisiert. Die Methode steht jedem Menschen zur Verfügung, der an Verlassenheit leidet.

Mithilfe der in den folgenden Kapiteln vorgestellten Beispiele werden wir sehen, wie dieser Ansatz genutzt werden kann, um von einer Verlassenheit zu genesen, die sich häufig als Hinderungsgrund für ein erfülltes Gefühlsleben erweist, was immer auch unausweichliche Folgen für eine Partnerschaft hat.

Séba

Kapitel 2

Die Angst vor dem Alleinsein

Viele Verhaltensmuster und Einstellungen eines Verlassenen haben ihren Ursprung in der Erfahrung, einmal im Stich gelassen und verletzt worden zu sein. Ein solcher Mensch schafft es zwar, mit den Emotionen zu leben, die er nicht zum Ausdruck bringen konnte, aber sie beeinflussen sein Leben ganz entscheidend, vor allem sein Leben in einer Partnerschaft. Die Beispiele von Sébastien und Julie zeigen uns eine der Folgen, unter denen Menschen leiden können, die einmal im Stich gelassen wurden: Diese Menschen haben Angst vor dem Alleinsein.

Sébastien

Sébastien ist 52 Jahre alt und leidet an einem Prostatakrebs, der vor einigen Monaten entdeckt wurde. Dieser erweist sich als inoperabel, denn in der linken Hüfte und an einem Halswirbel haben sich Metastasen gebildet. Die Onkologen haben eine Hormontherapie begonnen. Er sucht mich auf, denn er ist sich im Klaren darüber, dass er sich angesichts seines jungen Alters und seines aggressiven Tumors ernsthaft mit sich selbst auseinandersetzen muss, um eine Antwort zu finden und eine Chance auf Heilung zu haben. Er glaubt nicht so recht an die Behandlung, und sein Arzt hat ihm auch nicht verheimlicht, dass die Lage sehr ernst für ihn ist.

Sébastien ist sei 23 Jahren verheiratet. Er hat einen 20-jährigen Sohn, der ihm keinerlei Probleme bereitet, und er erzählt mir auch, dass er sich mit seiner Frau sehr gut versteht. Er arbeitet als Polier bei einer Baufirma. Die Arbeit gefällt ihm, doch die Verantwortung belastet ihn. Hinzu kommt, dass seit zwei Jahren zwei Arbeiter des Trupps, für den er verantwortlich ist, für ein sehr schlechtes Betriebsklima sorgen. Seine Vorgesetzten stehen hinter ihm, doch findet er die Situation sehr schwierig, denn er hält sich nicht für einen „Menschenführer".

Jedes Mal, wenn ein Patient mit einer Krebsdiagnose zu mir kommt, pflege ich zwei Fragen zu stellen. Für den Betroffenen sind sie nicht leicht auszuhalten, für den Therapeuten sind sie nicht leicht zu stellen.

„Warum leiden Sie an Krebs?"

Auf diese erste Frage antwortet Sébastien, dass er keine Ahnung habe, warum er an Krebs leidet. Nach einigen Minuten fügt er hinzu, dass wohl die berufliche Situation die Wurzel seines Leidens sei, er sich aber nicht sicher ist. Ich bemerke sein Zögern und frage ihn, ob ihm noch ein anderer Grund einfällt. Er erzählt mir, wie sehr er Konflikte verabscheut und dass der Konflikt in seinem Trupp ihn sehr störe. Dieser Konflikt bringt ihn dazu, an seinen Fähigkeiten zu zweifeln. Er hat das Selbstvertrauen verloren, obwohl er in beruflicher Hinsicht immer an seine Fähigkeiten geglaubt hat. Ich frage ihn, ob er auch in anderen Bereichen Zweifel an sich selbst hat, und nach längerem Schweigen antwortet er mir mit Tränen in den Augen, dass er sich im Hinblick auf sein Liebesleben nicht sehr sicher fühle. Er erklärt mir, dass er eine wunderbare Beziehung zu seiner Frau habe, die seit etwa zehn Jahren „eine Freundin" für ihn ist. Diese Beziehung gibt ihm viel, auch wenn sie seit zehn Jahren keine sexuellen Kontakte mehr haben. Bereits seit der Geburt des Sohnes vor zwanzig Jahren seien diese selten und sporadisch gewesen, sagt er.

„Haben Sie Lust zu leben? Wenn ja, für wen und für was?“

Sébastien antwortet auf diese zweite Frage ohne Zögern und mit leuchtenden Augen: „Ja, natürlich, für mich und auch für meine Frau und meinen Sohn. Außerdem möchte ich das Leben nicht mehr so ernst nehmen wie bisher...“

Im Gegensatz zu dem, was wir vielleicht denken könnten, kennt ein Krebskranker sehr häufig den Grund oder den Ursprung seiner Erkrankung und kann die erste Frage beantworten. Doch diese Frage, die ich für entscheidend halte, wird von den Ärzten selten gestellt, denn sie führen die Krankheit nicht auf eine andere Ursache zurück als die, welche den Wissenschaftlern bekannt ist: eine Schwächung der Abwehrkraft, die zum Auftauchen des Tumors führt. So kommt es auch, dass ein Patient, der sich traut zu fragen, „Warum habe ich diesen Krebs?“, eine ganze Reihe ausweichender Antworten erhält, die nur ein Ziel haben: die Unwissenheit der „traditionellen“ Medizin zu verschleiern. Denn diese versucht meist nicht, die Wurzeln des Übels anzugehen. Sie müht sich vielmehr darum, Letzteres zu bekämpfen. Der Patient ist dabei nur ein Opfer, dem man helfen muss, damit die Symptome nachlassen. Gleichzeitig hofft man halt darauf, dass es nicht zum tödlichen Rückfall kommt!

Die Antwort auf die zweite Frage ist wichtig, denn sie enthält entscheidende Informationen über die wahren Wünsche der Betroffenen. Die meisten Menschen erwidern zuerst einmal, dass sie leben wollen, denn sonst kämen sie ja nicht in die Sprechstunde. Der zweite Teil der Frage: „Für wen und für was?“ sagt häufig sehr viel aus über den wahren Zustand, in dem die Betroffenen sich befinden. Wenn jemand sagt, er wolle für seine Kinder, seinen Partner oder für ein Projekt leben, dessen Durchführung ihm am Herzen liegt, zeigt er uns damit, dass er für andere lebt oder für eine Sache. Er wünscht sich nicht, für sich selbst zu leben. Der Unterschied ist ganz entscheidend. Für sich zu leben ist ein weit größerer Garant für die Heilung, als für andere zu leben.

Es ist wichtig, dem Betroffenen gegenüber die Antworten zu wiederholen, die er gegeben hat. Dann hört er selbst, was er spontan gesagt hat, und kann sich des Inhalts dieser Antworten bewusst werden.

In Sébastiens Fall scheint seine zweite Antwort ziemlich deutlich darauf hinzuweisen, dass er leben will. Er will sogar besser leben als bisher. Er gibt sich die Priorität, berücksichtigt aber auch seine Frau und seinen Sohn, die Teil seiner Existenz sind. Wir können daraus schließen, dass Sébastien Lust hat, sein Leben zu ändern, damit es angenehmer wird und ihn nicht mehr so bedrückt.

Sébastiens erste Antwort ist dagegen viel komplexer. Er führt zwei Gründe an, die anscheinend nichts miteinander zu tun haben und zwei wichtige Bereiche seiner Existenz betreffen: sein Berufsleben und sein Liebesleben. Der Mangel an Selbstvertrauen ist das Bindeglied zwischen beiden. Aber was ist das eigentlich, Mangel an Selbstvertrauen? Lebt ein Mensch, der kein Selbstvertrauen hat, in der Gegenwart? Nein, denn seine Denke lässt ihn darüber nachgrübeln, was im nächsten Moment oder morgen passieren könnte, wenn dieses oder jenes geschieht. In Wahrheit ist mangelndes Selbstvertrauen einfach der Beweis dafür, dass unsere Denke uns von der Gegenwart abschneidet, indem sie uns an die Zukunft oder die Vergangenheit denken lässt. Das macht sich körperlich durch Anspannung bemerkbar. Diese Anspannung kann verschiedene Formen annehmen: zum Beispiel durch einen Kloß im Hals, Druck im Bereich des Solarplexus, verstärktes Schwitzen oder Bauchschmerzen.

Mangelndes Selbstvertrauen ist auch in anderer Hinsicht ein wichtiger Fingerzeig. Wenn wir uns aus der Gegenwart lösen, dann nur, weil uns etwas an ihr stört. Statt uns zu stellen, treten wir die Flucht an. Wir finden uns dann in der Vergangenheit oder in der Zukunft wieder oder wechseln zwischen beiden hin und her. Jetzt ist es interessant, sich folgende Frage zu stellen: Wovor fliehen wir und wie lange schon?

Daraufhin erzählt mir Sébastien, dass er seit seiner Kindheit kein Selbstvertrauen hat, denn sein Vater sei ein sehr fordernder Mann gewesen und habe ihn jedes Mal „runtergemacht", wenn er etwas ausprobieren wollte (Sport, Studium). Der Vater sagte Sébastien entweder, er sei niemals gut genug dafür oder er könne es besser, als die bisherigen Ergebnisse nahelegten. Und seine Mutter war immer eine harte, distanzierte und verschlossene Frau. Nachdem er das gesagt hat, fügt Sébastien hinzu, dass er sich jedoch immer von seinen Eltern geliebt gefühlt habe.

Da Sébastiens Antwort für mich nur halb befriedigend ist, frage ich ihn, ob er mir genauer sagen könne, seit wann er auch bei der Arbeit das Selbstvertrauen gänzlich verloren hat. Er erwidert, dass das drei Jahre zurückliege. Zu diesem Zeitpunkt stießen die beiden neuen Mitarbeiter zu seinem Team, deren distanziertes und aggressives Verhalten die bis dato ausgezeichnete Stimmung verdorben hat. Anschließend beschreibt er detailliert das Gebaren dieser rebellischen und irgendwie verhaltensgestörten Mitarbeiter. Ich frage, was er angesichts all dessen empfindet. Sébastien erwidert, er sei der Meinung, dass es so nicht weitergehen könne. Er hat ein weiteres Mal mit seinen Vorgesetzten gesprochen, die hinter ihm stehen und beschlossen haben, sich von den beiden Mitarbeitern zu trennen. Bei ihrem Weggang würde ihm eine große Last von den Schultern fallen...

Es ist interessant festzustellen, dass er mir nur mit Fakten kommt, als ich ihn mich nach seinen Empfindungen (und den unterschwelligen Emotionen) erkundige. Ich wiederhole meine Frage. Sébastien zögert, bevor er zugibt: „Ich empfinde große Trauer und auch Schuld, weil ich es nicht geschafft habe, das Problem allein zu lösen!" Anschließend macht er sich die Mühe zu erwähnen, dass er aber deswegen nicht geweint habe, denn „so traurig" sei er nun auch nicht. Ich bleibe beharrlich: Verbirgt sich nicht noch eine andere Emotion hinter dieser Trauer, die nicht groß genug ist, um zu weinen? Ein Verdruss, eine Gereiztheit? Sébastien schaut mich aus großen Augen an, zögert und sagt schließlich, er sei vor allem traurig. Die Haltung seiner Mitarbeiter und die Stimmung verdrießen ihn, doch was ihn wirklich traurig mache und enttäusche, sei die Tatsache, dass er unfähig war, das Problem selbst zu lösen. Jetzt, da er im Begriff steht, seine Mitarbeiter zu entlassen, hat er Angst, zur Tat zu schreiten, auch wenn er weiß, dass es das Richtige ist. Sébastien erzählt mir, dass er seit drei Jahren ohne Unterlass daran denkt, auch im Urlaub und am Wochenende. Diese Situation hat zu Schlafstörungen und zu großer Erschöpfung geführt, die er mit sich schleppte, bis er die Diagnose Prostatakrebs bekam.

Sébastiens Denke hat die Kontrolle übernommen: Er fühlt sich schuldig, hat Angst und kein Selbstvertrauen mehr. Er will nicht einmal wirklich zugeben, dass er traurig ist, geschweige denn diese Trauer ausleben. Noch weniger ist er sich im Klaren darüber, dass er wütend ist, er spricht lieber von „Verdruss". Wir werden sehen, dass sich hinter dem Mangel an Selbstvertrauen Emotionen verbergen, die er seit drei Jahren nicht ausgelebt hat, weshalb er sehr angespannt ist. Nun haben wir aber bereits gesehen, dass eine über so lange Zeit bestehende Anspannung zu großer Erschöpfung, Schlafstörungen und einer geschwächten Immunabwehr führt.

Zunächst einmal rate ich Sébastien dazu, seine Denke auszuschalten, indem er die Aufmerksamkeit auf seinen Körper und seine Sinneseindrücke lenkt. Auf diese Weise kann er sich von seinen Ängsten und seinen Schuldgefühlen befreien. Gleichzeitig kann er so auch sein Selbstvertrauen wiedererlangen. Es besteht jedoch das Risiko, dass auch die verdrängten und blockierten Emotionen hochkommen. Da Sébastien sich mit seinen Emotionen nicht wohlzufühlen scheint, wird er sich wieder in die Vergangenheit oder die Zukunft flüchten und dort seine Schuldgefühle und seine Ängste wiederfinden. So riskiert er erneut, sein Selbstvertrauen zu verlieren. Doch allein die Tatsache, all diese Etappen zu durchleben, wird ihm erlauben, sich der Macht der Denke über sein alltägliches Leben bewusst zu werden und auch des Jo-jo-Effekts, den die Denke auslöst!

Genau das bestätigt mir Sébastien bei den folgenden Terminen. Entmutigt von diesem Befund erkennt er, dass sein Mangel an Selbstvertrauen zunimmt, weil es ihm nicht gelingt, seine Denke auszuschalten. Ich antworte ihm, dass es illusorisch wäre anzunehmen, man könne seine Denke vierundzwanzig Stunden am Tag zum Schweigen bringen. Es ist ja bereits sehr viel, sich ihrer Machenschaften bewusst zu werden. Je öfter er seine Denke nun ausschaltet, desto schneller wird er auch eine gewisse Entspannung verspüren, die für seine Gesundheit so unentbehrlich ist. Die berühmten Auszeiten entschärfen die Anspannung und durchbrechen so den Teufelskreis, durch den das Immunsystem geschwächt wird. Wenn eine Anspannung aber bestehen bleibt, nachdem man die Denke ausgeschaltet hat, muss man sich fragen: Was versucht mein Körper mir damit zu sagen? Ich bin doch im gegenwärtigen Moment, bleibe aber angespannt. Gibt es da nicht noch eine unterdrückte Emotion, und wenn ja, welche?

Sébastien gesteht, dass er viel häufiger als früher eine gewisse Gereiztheit verspürt, dass er sich aber davor fürchtet, denn sie hat mit seinem Vater zu tun, einem cholerischen und gewalttätigen Menschen. „Ich will auf keinen Fall wie er handeln oder wie er sein“, erklärt Sébastien. Hier entdecken wir einen der Gründe, warum er sich die Emotion „Wut“ versagt.

Man muss zwischen Wut und Rage unterscheiden. Die Wut ist eine ganz natürliche Emotion, sie ist weder gut noch schlecht. Sie ist eine Form von Energie, die befreiend wirkt und einen im Leben voranbringt, wenn man sie voll und ganz und *für sich* auslebt, um sich damit Gutes zu tun. Die Wut ist etwas Angeborenes. Wir müssen nur einen Säugling oder ein Kleinkind beobachten, um das zu erkennen. Was macht ein kleines Kind, wenn es wütend ist? Es schreit, wirft sich zu Boden oder tritt um sich. Hat es das erlernt? Nein! Doch die spätere Erziehung wird ihm vermitteln: „Das gehört sich nicht, man soll nicht wütend werden, ein wütender Mensch ist garstig und unschön“. So taucht die Denke auf und kommt an die Macht. Ein Mensch, der seine Wut allein und für sich auslebt, um sich damit Gutes zu tun, ist entspannt. Indem er sich erlaubt zu existieren, was ja ein Beweis der Liebe zu sich selbst ist, wird er sich selbst gegenüber aufgeschlossener, denn Liebe ist Offenheit, nicht Verschlossenheit. Er hat dadurch die Möglichkeit, dem oder den Anderen zu vermitteln, was er ihnen mitteilen will, und das ganz ohne Anspannung, Aggressionen oder Drohungen. Die Chance, verstanden und gehört zu werden, ist so viel größer.

Rage ist ganz anders: So ein richtiger Zornesausbruch ist gewalttätig und zerstörerisch, sowohl für andere als auch für die eigene Person. Sie ist das Ergebnis der durch die Denke angestauten und blockierten Wut. Gipfel der Ironie: Unsere großartige Erziehung richtet es so ein, dass die in einem Menschen angestaute Wut meist in einem völlig unerwarteten Moment explodiert. Nach einem solchen Zornanfall macht sich der Betroffene Vorwürfe (wieder die Denke!) und versucht, sich fortan noch mehr zu beherrschen... bis zum nächsten Ausbruch. Die Anderen machen ihm diese gewalttätigen Anfälle zum Vorwurf (was wir uneingeschränkt gutheißen) und er wird als cholerisch eingestuft, obwohl man ihn viel eher als zornig bezeichnen müsste. Wut wird von gewissen Therapeuten, Psychologen oder Psychiatern als negativ eingestuft. Das zeigt nur, wie wenig Ahnung sie haben, denn sie erkennen den gewaltigen Unterschied zwischen Wut und Rage nicht.

Leider kommt es häufig vor, dass Kinder von Leuten, die zu Zornanfällen neigen, alles in ihrer Macht Stehende tun, um niemals selbst wütend zu werden… Das ist auch bei Sébastien eindeutig der Fall! Es erklärt auch, warum er auf meine Frage zu seinen Empfindungen lieber antwortet, er sei traurig, und hinterherschickt, dass diese Traurigkeit aber nicht groß genug sei, um ihn zum Weinen zu bringen. Trauer ist für ihn sozial und persönlich weitaus akzeptabler, da er in der Vergangenheit mit einem harten, lieblosen und verbal ausfallenden Vater konfrontiert war.

In seiner Vorstellung beginnt Sébastien zu akzeptieren, dass er wütend ist (oder zumindest sehr gereizt, denn er weigert sich, das Wort „wütend" in den Mund zu nehmen). Das ist für ihn bereits ein gewaltiger Schritt nach vorn. Geht es ihm deshalb besser? Nein, denn die Anerkennung seiner Wut ist nicht gleichbedeutend mit Erleichterung oder Entspannung. Er muss sich zugestehen, sie auch zu empfinden, bevor er sie ausleben kann. Schreien oder weinen, ohne dabei etwas zu empfinden, ist überhaupt nicht das Gleiche wie zu schreien oder zu weinen, weil man etwas empfindet. Beim Zwiebelschneiden zu weinen oder zu weinen, weil man Musik hört, die Erinnerungen hochkommen lässt, tut den Tränendrüsen gut, hat aber nichts damit zu tun, seine Trauer auszuleben. Genau wie Schreien um des Schreiens willen eine bloße Übung für die Stimmbänder ist. Das Ergebnis ist häufig sehr enttäuschend, denn diese Art körperlicher Aktivität entspannt die Menschen nicht, die sich darin versuchen. Das Gleiche gilt für erzwungenes Lachen. Nachdem ich Sébastien das erklärt habe, fragt er mich, wie er es praktisch umsetzen kann, seine Wut auch zuzulassen.

Wir können eine Emotion nur empfinden, nachdem wir unsere Denke ausgeschaltet haben. Denn eine Emotion, die nicht ausgelebt wurde, steckt immer noch in uns, ist also immer noch gegenwärtig, auch wenn sie zu einem Vorfall in der Vergangenheit gehört. Wir müssen also eine vergangene Situation, in der wir uns nicht erlaubt haben, die Emotion zum Ausdruck zu bringen, erneut durchleben. Und das, ohne uns zu fragen, ob diese Situation überhaupt etwas mit dem Thema zu tun hat, das uns beschäftigt. Es mag sein, dass die Situation, die auftaucht, uns nicht besonders bedeutsam erscheint. Es ist aber ratsam, trotzdem dabei zu verweilen, statt eine andere auszuwählen, die uns analytisch besehen vielleicht geeigneter erscheint. Die Denke ist sehr begabt, wenn es darum geht, uns abzulenken. Sie lenkt unsere Aufmerksamkeit auf scheinbar wichtige Punkte, obwohl unser angeborenes Wissen (das übernimmt, sobald die Denke schweigt) sehr wohl erkennt, was wichtig ist und was nicht. Das angeborene Wissen ist unser bester Berater. Darum ist es wichtig, ihm zu folgen, da es uns sonst aller Wahrscheinlichkeit nach nicht gelingt, die Emotion wirklich zu spüren.

Hat man die Situation einmal „gewählt", ist es wichtig, darin einzutauchen und sie so zu erleben, wie wir sie wirklich erlebt haben, also als Handelnder, nicht als Zuschauer. Wenn wir uns damit begnügen, sie zu betrachten wie ein Zuschauer, der vor dem Fernseher sitzt, dann ist die Denke wieder da: Es wird uns nicht gelingen, eine Emotion zu spüren. Ganz im Gegenteil: Wir analysieren, fällen Urteile oder hadern mit uns: „Ich hätte das tun oder jenes machen sollen", was zu erneuter Anspannung führt. Das ist ein weiterer Beweis dafür, dass die Denke wieder die Oberhand hat. Als Handelnde jedoch können wir zum Beispiel denjenigen vor uns sehen, der uns verbal angegriffen hat, und die Szene noch einmal bis zu dem Moment durchleben, in dem wir Lust zu schreien oder zu weinen hatten. Jetzt halten wir den Film an und wiederholen die Worte, Gesten oder Taten in einer Endlosschleife. Die Szene muss rechtzeitig eingefroren werden, damit die Empfindungen körperlich spürbar werden. Sehr wahrscheinlich werden wir einen Klumpen, einen Kloß oder etwas Unangenehmes in dem Bereich auftauchen spüren, der zwischen Unterleib und Kehle liegt. Dabei handelt es sich nicht um die eigentliche, sondern um die von der Denke blockierte Emotion. Sie ist höchst unangenehm und wir würden sie gerne loswerden.

Spürt man eine Emotion erst einmal, sollte man sie auch ausleben. „Aber wie lebt man sie aus?", wird der Erwachsene fragen. Jeder von uns konnte das ganz selbstverständlich von Geburt an, denn damals war unser angeborenes Wissen noch präsent. Nach und nach hat unsere Denke uns beigebracht, dieses natürliche Verhalten zu bekämpfen, indem wir

Regeln befolgten, die gar nicht unsere eigenen sind, und indem wir uns von den sogenannten „negativen“ Emotionen distanzierten, um endlich „erwachsen“ zu werden. Die Antwort ist demnach: Wir müssen unsere Denke ausschalten, um die von ihr blockierte Emotion herauszulassen.

Dazu gibt es eine körperliche Entsprechung: Es ist ratsam, den Mund zu öffnen, damit Schluchzer oder Schreie entweichen können. Es wird mehrere Minuten dauern, bis die Emotion ganz heraus ist. Es ist also damit zu rechnen, dass die Denke sich wieder durchsetzen will, was sich in einem Verlust der Empfindung oder einer Blockade ankündigt. Ohne den Mut zu verlieren, müssen wir ins Hier und Jetzt zurückkehren, indem wir die Denke wieder ausschalten. So können wir mit dem Ausleben der Emotion fortfahren, bis wir keinerlei Anspannung mehr verspüren. Die Entspannung zeigt sich in Form von Müdigkeit oder einer tieferen Atmung. Diese Zeichen schickt unser Körper – als unser bester Freund! – , um uns zu zeigen, dass wir uns von dieser blockierten Emotion befreit haben. Manchmal tritt auch eine andere Emotion zutage, zum Beispiel eine große Freude, die uns veranlasst, aus vollem Hals zu lachen, zu weinen oder zu schreien.

Sébastien sucht mich wieder auf, nachdem er die Wut auf seine beiden Kollegen, die ihn während der Woche erneut geärgert hatten, ausgelebt hat. Er sagt mir, dass er sich im Anschluss sehr viel freier gefühlt habe, auch wenn es ihm nicht leicht gefallen ist, seine Denke zum Schweigen zu bringen. Es ist ihm gelungen, seine Emotionen allein in seinem Auto auszuleben, und er ist sehr stolz darauf. Während des folgenden Monats wird er das ziemlich regelmäßig wiederholen. Er berichtet mir, dass seine Kollegen sich ihm gegenüber nun anders verhalten, und dass sein direkter Vorgesetzter, der bisher eher nicht kooperationsbereit war, jetzt auf seiner Seite steht und ihm zum ersten Mal seit drei Jahren Unterstützung zugesagt hat.

Sébastien ist natürlich glücklich über diese Entwicklung, versteht aber nicht, warum diese Menschen sich jetzt anders verhalten. Dieses Unverständnis macht deutlich, wie sehr es ihm an Selbstvertrauen mangelt und wie sehr er sich selbst abwertet: Läuft es schlecht, ist er dafür verantwortlich! Verbessert sich die Situation hingegen, kann das nur von den Anderen kommen! Er stellt keinerlei Bezug her zwischen der Tatsache, dass er sich selbst Liebe und Respekt gezeigt hat, indem er sich erlaubte, seine Wut auszuleben, und der Tatsache, dass so etwas bei anderen zu Wertschätzung führt. Wie soll man auch von anderen respektiert werden, wenn man sich selbst nicht respektiert? Als er schließlich versteht, dass die veränderte Haltung seines Chefs und seiner Kollegen eine direkte Folge seines eigenen Verhaltens ist, fühlt er sich ermutigt, damit fortzufahren, seinen Gefühlen Ausdruck zu verleihen. Daraufhin verbessert sich in nur zwei Monaten seine berufliche Situation erheblich. Er ist glücklich darüber und fühlt sich viel entspannter.

Er unterzieht sich weiteren Untersuchungen und einer Computertomografie. Die Ärzte sind mit seiner Entwicklung zufrieden, denn die Tumormarker, mit deren Hilfe man die Veränderungen der Prostata beurteilen kann, zeigen, dass der Krebs etwas zurückgegangen ist und sich auch die Metastasen nicht weiterentwickelt haben. Die Ärzte beschließen daraufhin, die Hormontherapie eine Weile auszusetzen, was für Sébastien eine sehr gute Neuigkeit ist. Ich beglückwünsche ihn und ermutige ihn gleichzeitig, weiter an sich zu arbeiten. Es ist ihm sehr erfolgreich gelungen, sein Berufsleben in Teilen umzugestalten, doch es bleibt ein Bereich, über den er bisher den Mantel des Schweigens gebreitet hat: die Beziehung zu seiner Frau.

Bei der bloßen Erwähnung dieses Themas verfinstert sich Sébastiens Gesicht. Er entgegnet sofort, dass er und seine Frau sich lieben und dass letztere immer an seiner Seite sei, insbesondere seit er ihr verkündet hat, dass er an Prostatakrebs leidet. Ihre Beziehung sei zwar seit der Geburt des Sohnes rein freundschaftlich, also seit zwanzig Jahren, aber damit komme er gut klar und seine Frau auch. Ich erkundige mich, ob er Seitensprünge oder eine Geliebte hat. Er verneint. Er erzählt mir, dass seine Frau ihm einige Monate vor seiner Krebsdiagnose gestanden hat, seit vielen Jahren einen Liebhaber zu haben. Das ändere jedoch nichts an ihrer Liebe zu ihm. Im ersten Moment „war [er] alles andere als erfreut", aber er akzeptiert die Situation, da seine Frau ja trotz allem bei ihm bleibt.

Sébastien verrät mir, dass er seit dem Beginn ihrer körperlichen Beziehung mit vorzeitigen Samenergüssen zu kämpfen hat und dass ihr Sexualleben nie befriedigend gewesen sei, weder für ihn noch für seine Frau. Sie haben „vor langer Zeit" darüber gesprochen, inzwischen reden sie nicht mehr davon, denn „das bringt ja nichts". Er fügt hinzu, dass er keine große Lust habe, dieses Thema seiner Frau gegenüber erneut anzusprechen. Es sei ja außerdem bekannt, dass eine Hormontherapie zum Verlust der Libido führt. Ich spüre, dass Sébastien dieses Thema nur zu gern vermeiden würde, auch wenn er völlig emotionslos darüber spricht. Er ist fast erleichtert darüber, in Behandlung zu sein, denn das rechtfertigt in gewisser Weise das Fehlen einer sexuellen Beziehung in seinem gegenwärtigen Leben. Ich frage ihn, ob ihnen nicht irgendwann die Idee gekommen sei, sich gemeinsam in Behandlung zu begeben, und er antwortet mir, dass sie in der Tat daran gedacht haben, dass sie aber nie etwas Konkretes unternommen hätten: „Ich habe mich mit diesem Thema abgefunden. Es ist für mich sowieso nicht besonders wichtig. Das Entscheidende ist doch, dass meine Frau bei mir bleibt und mich nicht verlässt!" Der Satz ist heraus!

Was empfand Sébastien, als seine Frau ihm von ihrem Liebhaber erzählte, und welche Emotion verbirgt sich hinter seinen Worten „Ich war alles andere als erfreut"? Er gibt zu, dass da auch Wut war, fügt aber sofort hinzu, dass die Wut längst wieder verschwunden sei. Diese Art hastiger, lapidarer Antwort, die so endgültig zu sein scheint, ist bezeichnend für die Denke. In Wahrheit kann eine nicht gelebte Emotion nicht wie von Zauberhand verschwinden, nur weil wir uns nicht mit ihr auseinandersetzen wollen.

Eine Emotion ist einem Ölfleck vergleichbar. Wir können uns intellektuell noch so sehr verbiegen und so tun, als würde der Fleck von allein verschwinden. Doch es nützt alles nichts. Wir können unser Hemd mit dem Fleck in den Schrank hängen: Zwei Jahre später wird er immer noch da sein. Wir können stunden- oder jahrelang mit Menschen darüber sprechen, von denen wir Hilfe erwarten; solange wir das Hemd nicht waschen, wird der Fleck nicht weggehen. Das Gleiche gilt für eine Emotion. Wir wissen das nur zu gut, doch unsere Denke versucht, uns diese Lüge schmackhaft zu machen, und häufig gelingt das auch. Sie will uns glauben machen, dass wir nicht mehr leiden müssen und vergessen können, wenn wir die Emotion in uns vergraben und verdrängen. Die Denke ist ein Meister der Illusion und sehr geschickt darin, uns auszutricksen...

Von diesem Zeitpunkt an kommt Sébastien in immer größeren Abständen zu mir. Dann lässt er sogar ein halbes Jahr verstreichen, ohne mich aufzusuchen. Danach sehe ich ihn wieder, denn in der Zwischenzeit hat eine Kontrolle seiner Prostata gezeigt, dass der Krebs sich erneut ausgeweitet hat.

Was können wir aus Sébastiens Erfahrungen lernen?

Was ist Sébastiens eigentliches Problem? Er hat Angst davor, von seiner Frau verlassen zu werden und allein zu bleiben. Er ist zu allem bereit, um das zu verhindern, auch wenn er dafür einen Liebhaber im Leben seiner Frau akzeptieren muss. Meine Worte mögen belehrend klingen; dem ist aber nicht so. Ich mache mich nur zum Dolmetscher seines Körpers, der ein deutliches Zeichen sendet und versucht, ihm zu sagen, dass er in einem wichtigen Lebensbereich den falschen Weg einschlägt. Seine Anspannung führt zu körperlichen Schäden, was sich in seinem Prostatakrebs zeigt. Da er Angst davor hat, verlassen zu werden, ist Sébastien nicht im gegenwärtigen Moment und lebt auch keinerlei Emotion im Hinblick auf seine Ehe aus. Die Denke ist stark ausgeprägt und dirigiert sein Gefühlsleben. Als Mann hat er keinerlei Selbstvertrauen und wertet sich ab, sobald wir das Thema anschneiden. Er behauptet, den Frauen nicht zu gefallen und nicht genug Charme zu haben. Deshalb wagt er es erst gar nicht, eine Frau zu erobern. Die Tatsache, dass die junge Frau, die er später geheiratet hat, Qualitäten an ihm entdeckte, hat ihn total überrumpelt. Daraufhin hat er sich in die Beziehung gestürzt, um sie zu einem Erfolg zu machen. Wir kennen die Folgen...

Sébastien hatte es mit einem Vater zu tun, der wie erwähnt ein sehr strenger Mann war und seine Kinder schlecht machte und herabsetzte, weil er sich wünschte, sie mögen im Leben erfolgreich sein. Sébastiens Mutter, die sich ihrem Mann völlig unterordnete, verhielt sich ebenfalls distanziert und autoritär. Als ich Sébastien frage, ob er sich geliebt fühlte, antwortet er mir, dass seine Eltern ihn natürlich geliebt hätten, auch wenn sie das nicht zeigten. Manchmal waren sie sogar besonders hart mit ihm, dem ältesten Sohn, auf den sie in beruflicher und finanzieller Hinsicht ihre ganze Hoffnung setzten. So hat er auch im Unternehmen seines Vaters gearbeitet, bis dieser pleiteging und verstarb. Dieser Verlust war besonders schwer, da Sébastien mit seiner Mutter und seinen zwei Brüdern auch noch das Problem der Nachfolge regeln musste. Das gelang ihm, ohne dass seine Mutter unter den Folgen der Firmenpleite ihres Mannes leiden musste. Als ich ihn frage, ob sie sich dafür bedankt hat, erwidert er, dass sie das gar nicht musste. Das sei schließlich seine Aufgabe als ältester Sohn der Familie gewesen. Außerdem erwartet er auch gar keinen Dank, da sich weder seine Mutter noch sein Vater jemals bei ihm bedankt haben.

Sébastien zeigt alle Anzeichen eines Menschen, der an Verlassenheit leidet: Er lebt in ständiger Angst davor, zurückgewiesen zu werden. Er hat keinerlei Vertrauen in sich als Mann und neigt dazu, sich auch in beruflicher Hinsicht herabzusetzen. Er ist zu allem bereit, auch dazu, sich nicht zu respektieren, damit seine Mutter ihm eines Tages endlich ein Kompliment gewährt. Und er ist höchst beglückt, dass es ihm gelingt, geliebt zu werden, indem er sich selbst zum Nutzen seiner Umwelt zurücknimmt. Hier treffen wir überall auf das Ego und auf das alltägliche Leid in Sébastiens Leben, auch wenn er alles daran setzt, das zu ignorieren. Eine solche Haltung tritt häufig bei den von Verlassenheit Betroffenen auf: Sie wissen im Grunde ihres Herzens, dass sie nicht „liebenswert" sind, dass man sie also nicht lieben kann. Sie müssen also alles versuchen, um ertragen und toleriert zu werden, was bereits ein großer Sieg ist und das Schreckgespenst verdrängt, ein weiteres Mal im Stich gelassen zu werden.

Sébastien hat sich geweigert, unsere Gespräche weiterzuführen, als er erkannte, dass er bei seinen Empfindungen und vor allem beim Ausleben seiner von der Denke blockierten Emotionen noch viel weiter gehen müsste. Das ist seine Entscheidung, die Angst vor dem Alleinsein oder vor der Wahrheit hat die Überhand gewonnen. Sein Krebs hat sich verschlimmert, trotz der geleisteten Arbeit. Das beweist, dass sein Körper – als sein bester Freund – ihm noch etwas zu sagen hat, dass seine Denke ihn aber daran hindert, darauf zu hören…

Julie

Julie ist 24 Jahre alt. Sie sucht mich auf, weil eine enge Freundin ihr gesagt hat, sie leide wahrscheinlich an emotionaler Abhängigkeit. Sie hat einen Freund, seit sie 17 ist, findet ihre Beziehung aber in jeder Hinsicht unbefriedigend. Diese Situation besteht seit drei Jahren, doch es gelingt ihr nicht, die Beziehung zu beenden, denn sie hat Angst davor, allein zu sein. Lieber bleibt sie weiter bei ihrem Freund, als wieder von vorn anzufangen. Sie kann sich nicht vorstellen, sich zu trennen und die Folgen zu bewältigen: aus der gemeinsamen Wohnung ausziehen, eine neue Wohnung finden, allein die Miete aufbringen und dann allein mit ihrer Katze leben. Es kommt auch nicht infrage, wieder zu den Eltern zu ziehen, denn diese verstehen sich bereits seit Jahrzehnten nicht mehr. Das Familienleben ist demzufolge kompliziert und die unterschwellige Anspannung enorm. Das war im Übrigen auch einer der Gründe, warum sie bereits nach acht Monaten Beziehung zu ihrem Freund gezogen ist.

Julie hat natürlich nicht damit gerechnet, dass ihre Beziehung sich so entwickelt, die sie als „Zusammenleben mit einem guten Freund" umschreibt. Sie versteht sich gut mit ihrem Freund, die beiden streiten nie, haben aber auch keine gemeinsamen Interessen mehr, seit sie aufgehört hat, mit ihm zusammen in den Bergen wandern zu gehen. Er war schon immer ein begeisterter Bergsteiger, während sie seine Leidenschaft nur zu Beginn der Beziehung teilte, „um ihn zu begleiten und ihm eine Freude zu machen". Ihre Geschmäcker sind völlig entgegengesetzt: Er mag Natur und Sport, sie dagegen Kino und gute Gespräche; er macht manchmal gerne nichts, sie dagegen kann nicht ruhig sitzen. Ihr Kontakt ist minimal und abgesehen vom gemeinsamen Einkauf teilen sie nicht mehr viel.

In sexueller Hinsicht hat Julie die Beziehung nie zufriedengestellt. Aber das sei ja auch nicht das Wichtigste, und außerdem fühle sich ihr Freund auch nicht mehr zu ihr hingezogen, sagt sie. Er betrüge sie nicht, und das zähle für sie am meisten! Als ich sie frage, ob sie sich ihrerseits zu einem anderen Mann hingezogen fühlen könnte, sieht sie mich nur an und sagt: „Das ist undenkbar, da ich ja meine Beziehung trotz allem nicht beenden will und auch gar keine Lust habe, mir das Leben durch eine Affäre zu erschweren."

Es beruhigt sie umgehend, als ich ihr sage, dass die Diagnose ihrer Freundin, sie leide an emotionaler Abhängigkeit, in meinen Augen falsch zu sein scheint. Da ich weiß, dass sie keine affektive Störung hat, frage ich sie, ob sie versuchen möchte, leichter und im Einklang mit ihren wahren Wünschen zu leben. Nach einem Moment der Verwirrung sagt sie mir, dass sie in der Tat gerne aus der Sackgasse herausfinden würde, in der sie sich befindet. Sie will ihr Leben voranbringen, denn sie ist ja „noch jung und [hat] noch ein wenig Zukunft vor [sich]!"

Ihre Angst vor dem Alleinsein sitzt tief und widersteht jedem logischen Argument. Tatsächlich ist sich Julie völlig im Klaren darüber, dass alle Argumente, die sie für eine Weiterführung der Beziehung vorbringt, keinen Sinn ergeben, doch sie kann nicht anders. Sie versichert mir, dass sie seit mindestens zwei Jahren über eine Trennung nachdenkt, doch allein bei dem Wort ständen ihr die Haare zu Berge. Ich frage sie, ob sie sich in der Gegenwart befindet, wenn sie über eine mögliche Trennung nachdenkt. Julie erkennt, dass sie mehr an die Zukunft denkt, und zu der gehört die Angst. Sie versucht, ihre Denke auszuschalten, indem sie sich ganz auf ihre Sinnes- und Körpereindrücke konzentriert, doch bei der Erwähnung des Wortes „Trennung" taucht die Angst fast sofort wieder auf.

Wenn die Denke bei dem Versuch, sie auszuschalten, sehr schnell wieder auftaucht, hat das etwas zu bedeuten. Wir sind dann in der kurzen Zeit, in der wir uns im Hier und Jetzt befinden, immer noch angespannt. Folglich liegt eine vom Ego blockierte Emotion vor. Es gilt herauszufinden, um welche Emotion es sich dabei handelt. Erst dann kann man sie auch zulassen und ausleben. In Julies Erinnerung taucht eine Szene auf, in der sie ihre Eltern streiten sieht. Ihr Vater brüllt, dass er nie mehr zurückkommt und verlässt die Wohnung. Ihre Mutter fängt ebenfalls zu weinen und zu schreien an. Die ganze Zeit über bleibt Julie, die etwa vier Jahre alt ist, ruhig und versucht, ihre Mutter zu trösten, die ihr sagt, dass ihr Vater die Familie nur verlässt, weil Julie ihr Zimmer nicht aufgeräumt hat.

Julie erzählt mir, dass sie sich viele Male in solchen Situationen befunden hat und dass ihre Mutter ihr systematisch etwas vorwarf, um den Streit mit dem Vater zu rechtfertigen. Julie verzog nie eine Miene, um „nicht noch eins draufzusetzen, obwohl [sie] das total ungerecht fand, denn das brachte [ihre] Mutter dazu, sich zu beruhigen und [ihren] Vater dazu, einige Stunden später wiederzukehren". Jedes Mal war sie bei der Rückkehr des Vaters sehr erleichtert, obwohl sie es auf die Dauer ganz schön anstrengend fand. Seit sie mit ihrem Freund zusammengezogen ist, muss sie das nicht mehr ertragen. Und im Falle einer Trennung würde sie nach Hause zurückkehren und diese Spannungen erneut durchleben müssen.

Julie ist sich inzwischen bewusst, dass ihre Mutter ihr eine Verantwortung auferlegt hat, die sie nicht erfüllen musste, doch sagt sie: „Ich war immer eher ein bisschen ihre Mutter als umgekehrt." Die Beziehung zum Vater war ziemlich gut, solange sie mit ihm allein war, was selten vorkam. In Gegenwart der Mutter herrschte jedoch Anspannung, denn diese warf dem Vater immer vor, der Tochter alle Launen durchgehen zu lassen. Ich erkundige mich, was sie angesichts dieser Kindheitserinnerungen empfindet. „Ich denke, dass meine Mutter eifersüchtig auf meinen Vater und mich war und dass sie mir deshalb die Schuld am Scheitern der Ehe zuschob."

Wie wir bereits bei Sébastien gesehen haben, ist es weitverbreitet, auf die Frage, was man *empfindet*, zu antworten, was man *denkt*. Dieses Ausweichmanöver geschieht meist unbewusst und zeigt nur zu deutlich, welche Rolle die Denke im Leben der Betroffenen spielt. Als Julie sich zum zweiten Mal mit der Frage konfrontiert sieht, sagt sie mir, dass sie das alles ungerecht und unerfreulich fand. Dann merkt sie, dass sich hinter diesen Worten eine große Gereiztheit verbirgt. Julie mag das Wort „Wut" nicht, denn ihre Eltern hatten immer Wutausbrüche; allein das Wort stößt sie ab. Es ist nicht so wichtig, dass sie Wut mit den Zornanfällen ihrer Eltern verwechselt. Vielmehr zählt, dass es ihr endlich gelingt zu akzeptieren, welch starke Emotion sie verspürte, als sie sich die erlebten Szenen wieder ins Gedächtnis rief.

Hat man sie einmal empfunden, muss die Emotion auch ausgelebt werden, wenn man sich entspannen möchte. Als sie versucht, die Szene noch einmal zu durchleben und die Wut zu empfinden, blockiert Julie erneut und erklärt mir, dass diese Vorgehensweise nicht funktioniert. Sie empfindet nämlich eine „Supergereiztheit" und zwar gegenüber ihrem Vater und nicht gegenüber ihrer Mutter. Ich rate ihr, nur das auszuleben, was sie empfindet, ohne zu versuchen, es zu verstehen. Wichtig ist es, eine Empfindung zum Ausdruck zu bringen, statt nach der Logik und der Rationalität derselben zu fragen. Dieser Ansatz ist interessant, denn er stellt einen Unterschied zur Analyse dar.

Als sie die Szene betrachtete (und noch nicht durchlebte), hat Julie ganz analytisch gefolgert, dass sie hauptsächlich ihrer Mutter gegenüber Wut empfindet. Folglich war sie entschlossen, genau diese Wut auch bei der Übung auszuleben. Als sie sich aber in den gegenwärtigen Moment versetzte, um sie genau zu spüren und dann auszuleben, spürte sie, wie eine starke Wut auf ihren Vater auftauchte, womit sie gar nicht gerechnet hatte.

Sobald der Moment der Überraschung einmal vorbei ist, muss Julie genau die Emotion zum Ausdruck bringen, die wirklich an die Oberfläche kommt, und nicht die, welche sie für die richtige hält. Diese Unterscheidung ist notwendig, denn was unser Gehirn analysiert, ist nicht zwangsläufig richtig, sodass wir Gefahr laufen, die Wahrheit zu verfehlen. Dann gelingt es uns auch nicht, uns besser zu fühlen. Genau das aber schafft Julie. Sie beendet die Übung zwar sehr überrascht, aber auch viel entspannter. Sie berichtet mir, dass sie wütend war, weil ihr Vater sie allein mit der Mutter zurückließ, obwohl er genau wusste, dass diese sich an ihr rächen würde. Diese Wut ist weitaus größer als die gegenüber der Mutter. Was Julie nicht daran hindert, im Anschluss die Gereiztheit gegenüber der Mutter zum Ausdruck zu bringen.

Warum bestehe ich auf dem nichtanalytischen Ansatz? Wenn wir der Analyse den Vorrang geben, werden wir alle genau wie Julie dazu neigen, die Schuld an dem Gefühl der Verlassenheit bei der Mutter zu suchen. Julies Worten zufolge hat diese sie von Geburt an nie wirklich akzeptiert und in ihr immer eine Rivalin gesehen, welche die Aufmerksamkeit des Mannes auf sich zog. Natürlich ist Julie wütend auf die Mutter, doch das stärkere Gefühl des Verlassenseins kommt in ihrem Fall daher, dass der Vater sie viele Male fallen gelassen hat, um seine Eheprobleme zu regeln.

Emotionen sind nicht logisch; deshalb müssen wir uns besonders vor den Interpretationen hüten, die vom Gehirn ausgehen können. Sie sind allzu häufig durch die Denke kontaminiert, welche sich in die Diskussion einmischt, um uns auf eine falsche Fährte zu locken. Wenn wir eine Analyse durchführen, könnten wir auch zu dem Schluss kommen, dass die vorgeschlagene OGE-Methode nicht funktioniert!

Wie geht es mit Julie in der folgenden Zeit weiter? Man sollte nicht glauben, dass sie nun, nachdem sie die Wut auf den Vater und dann die Wut auf die Mutter zum Ausdruck gebracht hat, unverzüglich von ihrer Verlassenheit geheilt ist. Sie entdeckt jedoch nach und nach, dass sie mehr Selbstvertrauen hat, wenn es um Beziehungen geht, und dass sie sich ihrem Freund gegenüber etwas mehr durchsetzt. Sie stellt überrascht fest, dass dieser ihr zuhört, und berichtet mir dann, er müsse sich wohl geändert haben, während sie an sich arbeitete.

Wir haben es bereits bei Sébastien gesehen: Ein Mensch, der akzeptiert, im Hier und Jetzt zu leben, und ausdrückt, was er empfindet, stellt fest, dass sein Umfeld sich ändert und man ihn eher respektiert. In Wirklichkeit ist es genau anders herum. Was hat sich Julie erwiesen, als sie wie erwähnt an sich arbeitete? Respekt und Liebe. Ihr Verhalten ruft auch in ihrer Umgebung Achtung hervor. Ihr Umfeld merkt sofort, dass sie sich mehr respektiert. Man kann es nur zur Kenntnis nehmen und sich anpassen, denn man spürt doch, dass jede andere Haltung nicht mehr akzeptabel ist und nicht länger toleriert wird. Es braucht keinerlei Drohungen wie „Du musst mich respektieren!", die eher zum Repertoire eines Menschen gehören, der sich eben nicht selbst respektiert.

Julie erkennt, wie sehr die Tatsache, mehr auf sich zu hören, ihr einen Zugewinn an Wohlgefühl bringt. Sie merkt, dass ihr Freund sich wieder für sie interessiert, ihre Vorschläge viel häufiger berücksichtigt und ihr gegenüber sehr aufmerksam ist. Sie stellt auch fest, dass sie viel mehr redet, dass sie ohne Angst vor Zurückweisung sagen kann, was sie meint und was sie mit ihm oder ohne ihn machen will. Es gelingt ihr, freier zu planen, ohne zwanghaft den Wünschen ihres Partners Vorrang zu geben. Gleichzeitig merkt sie, dass ihre Beziehung wieder mehr Pep hat. Ihr wird bewusst, dass sie sich über das mangelnde Interesse ihres Freundes beklagte, dass das aber nur ihrer mangelnden Selbstliebe entsprach.

Gegenüber ihrer Mutter ist sie viel ruhiger geworden und überrascht sich sogar dabei, wie sie über deren Eifersucht auf die eigene Tochter scherzt. Ihr fällt auf, dass ihrer Mutter das zwar nicht gefällt, dass sie verbal aber auch nicht mehr so ausfallend wird der Tochter gegenüber. Sie bemerkt außerdem, dass sie nicht länger von ihrer Mutter erwartet, sie so zu lieben, wie sie ist. Stattdessen akzeptiert sie allmählich, „dass die Mutter [sie] so liebt, wie es ihr möglich ist".

Nur eine Veränderung macht ihr zu schaffen: Sie bemerkt, dass sie bei jedem Treffen mit dem Vater eine starke Anspannung spürt, die vorher nie da war. Ihr Vater war immer eine Art Insel des Friedens in ihrem Leben. Aus diesem Grund liebte sie es auch, sich mit ihm zu treffen, auch wenn er nur wenig Zeit für sie hatte. Nach diesen Treffen hatte sie sich immer leichter gefühlt. Seit der Auseinandersetzung mit sich selbst haben sich diese besonderen Momente verändert: Sie sieht ihren Vater jetzt mit anderen Augen und findet, dass er sehr selbstgefällig ist und sich kaum für ihre Probleme interessiert. Nach jedem Treffen ist sie sehr angespannt. Ihr wird klar, dass ein Großteil ihrer Wut auf ihn noch nicht ausgelebt ist. Sie muss also damit fortfahren, um wirklich „reinen Tisch" zu machen. Das gelingt ihr nach und nach. Sie ist überrascht, wie tief diese Emotion sitzt. „Ich habe den Eindruck, vor einem bodenlosen Abgrund zu stehen. Wenn ich meine Wut auf ihn zum Ausdruck gebracht habe, fühle ich mich gut und bin erleichtert. Dann denke ich, jetzt ist es vorbei, aber wenn ich ihn wiedersehe, fängt alles von vorne an." Hat sie ihre Wut wirklich bis zum Ende ausgelebt? Sicher nicht, wenn man bedenkt, was sie sagt.

Was können wir aus Julies Erfahrungen lernen?

Was bedeutet es, die Wut bis zum Ende auszuleben? Die Menschen, die wir am meisten lieben, rufen auch die stärksten Emotionen in uns hervor. Bei unseren Empfindungen ihnen gegenüber ist die Denke noch präsenter. Es kann sein, dass unsere Wut so groß ist, dass wir Lust haben, den Menschen umzubringen, der sie auslöst. In diesem Fall setzt sich natürlich das Hamsterrad in Bewegung. Wir sagen uns, dass wir das Recht haben, wirklich wütend zu sein, aber nicht so weit gehen dürfen, den Anderen deshalb umbringen zu wollen. Folglich müssen wir uns beruhigen und uns darüber klar werden, dass ein solcher Wunsch höchst anormal ist. Was sagte mir jemand, dem ich anvertraut hatte, dass ich manchmal den Wunsch verspüre, meine Mutter umzubringen? „Was für eine Schande, so gegenüber dem Menschen zu empfinden, der Sie zur Welt gebracht hat und den Sie am meisten respektieren sollten!"

Mein erklärtes Ziel ist es nicht, wen auch immer anzustiften, einen Mord zu begehen. Ich möchte dazu ermutigen, die Wut wirklich in ihrer Gänze auszuleben. Das kann extreme Züge annehmen. Sind die Emotionen sehr stark, wenn man sich eine Szene ins Gedächtnis ruft, kann es so weit gehen, dass man denjenigen umbringt, der uns wehgetan hat. Natürlich bringen wir die Person um, die vor unserem inneren Auge handelt und uns etwas Gemeines sagt oder antut, nicht die lebende Person!

Dieser Punkt ist wichtig, denn er kann sehr hilfreich sein. Nicht ihren Vater wird Julie töten müssen, sondern denjenigen, der sich in ihren Augen inakzeptabel verhalten hat, als sie jünger war. Indem sie das tut, respektiert sie sich selbst. Ihr Vater wird nichts davon spüren; sie wird ihm keinerlei schlechte Schwingung senden, denn Liebe bedeutet, sich zu öffnen. Im Gegenteil: Sobald sie sich beruhigt und entspannt hat, wird sie, falls sie das will, mit ihrem Vater reden können. Sie wird dann in der Lage sein, respektvoll mit ihm zu kommunizieren, ohne irgendetwas zu erwarten.

Auch dieser letztgenannte Punkt ist sehr wichtig. Wenn wir wütend auf jemanden sind und beschließen, mit ihm zu sprechen, haben wir Erwartungen an ihn: „Er wird mir zuhören, mir recht geben oder akzeptieren müssen, was ich ihm sage." Wir fordern die Zustimmung des Anderen und seine Erlaubnis dafür zu empfinden, was wir empfinden. Ist das nicht die schlechteste Voraussetzung, sich selbst zu respektieren? Wie können wir von jemandem, mag er uns auch nahestehen, dieses Recht einfordern, wenn wir es uns selbst verweigern? Einmal angenommen, der Andere gewährt es uns in seiner Größe und seinem Großmut – bringt uns das weiter? Natürlich nicht, denn der einzige Mensch, der uns das Recht auf die eigene Existenz und die eigene Liebe gewähren kann, ist man selbst. Niemand anderes kann das an unserer Stelle tun.

Wenn wir uns das Recht zugestehen, unsere Emotion voll auszuleben, machen wir uns ein ganz wundervolles Geschenk: das unserer eigenen Existenz. Das ist ein gewaltiger Liebesbeweis an uns selbst. Danach können wir, falls wir das für notwendig halten, dem Anderen sagen, was wir ihm mitzuteilen haben, ohne im Gegenzug irgendetwas zu erwarten. Es geht nur um die Information. Der Mensch, an den die Botschaft adressiert ist, wird sie sich anhören und auf das Gesagte eingehen oder auch nicht (er ist ja frei in seiner Entscheidung). Das ist jetzt sein Problem.

Nachdem sie ihre Denke ausgeschaltet hat, nimmt sich Julie das Recht, ihren Vater „umzubringen", was ihr eine große Gelassenheit beschert, auch ihm gegenüber. Das führt auch zu einer wirklichen Aussprache mit ihrem Freund, dem sie endlich sagen kann, dass sie mit ihrer derzeitigen Beziehung nicht zufrieden ist. Nach mehreren offenen und ehrlichen Gesprächen beschließen sie, es noch einmal miteinander zu versuchen, um zu sehen, ob die Beziehung sich wieder erholt oder ob es besser ist, sie zu beenden. Julie vertraut mir an, dass sie zum ersten Mal im Leben keine Angst mehr davor hat, allein zu bleiben, falls es nach der Versuchszeit dazu kommen sollte.

Die Angst eines Verlassenen vor dem Alleinsein kann seine Partnerschaft nachhaltig belasten: Er verspürt das Bedürfnis, die Beziehung um jeden Preis weiterzuführen und nimmt in Kauf, sich selbst dabei nicht zu respektieren, verlangt aber gleichzeitig, vom Anderen respektiert zu werden. Eine solche Haltung kann nur zu Unwohlsein und Problemen aller Art führen. Geringes Selbstvertrauen und Minderwertigkeitsgefühle ziehen oft Verbitterung und Frust nach sich, und das trübt die Beziehung. Die Untreue eines Partners macht meist alles noch komplizierter und verstärkt die Angst. Ein Teufelskreis entsteht. In der Folge kommt es zu Krankheiten oder zum Bruch (oder zu beidem!), falls der von Verlassenheit Betroffene nicht erkennt, dass er ein großes Problem zu lösen hat, bevor er an seiner Partnerschaft arbeitet: Er braucht Achtung, Respekt und Liebe, und die kann nur er selbst sich schenken.

Kapitel 3

Die Angst, sich an einen Partner zu binden

Die Beispiele von Josette und Pierre zeigen uns, welche Folgen es haben kann, wenn jemand an Verlassenheit leidet: Er hat Angst, sich wieder zu binden.

Josette und Pierre

Josette ist 45 Jahre alt. Sie lebt allein mit ihren beiden Kindern, die fünfzehn und elf sind, seit sie vor zwei Jahren entdeckt hat, dass ihr Mann eine Affäre unterhielt. Die folgende Zeit war sehr schwierig für sie, doch sie erklärt mir, dass sie sich für eine neue Beziehung bereit fühlt, denn sie habe das „Scheitern" ihrer Ehe, die zwanzig Jahre gedauert hat, verarbeitet.

Wenn sie einen Mann trifft, der ihr gefällt, legt sie „von Beginn an die Karten auf den Tisch, damit der Andere sich gleich im Klaren darüber ist, was [sie] will und was nicht". Sie beschreibt mir, wie sie sich vom ersten Treffen an verhält. „Wenn ich spüre, dass ich jemandem gefalle, sage ich ihm, dass ich im Moment keinen Mann in meinem Leben haben will, weil ich nicht in einer Beziehung eingesperrt sein möchte. Schließlich habe ich gerade erst zwanzig gemeinsame Jahre mit meinem Mann hinter mir gelassen, die mich noch belasten." Dann legt sie dar, was sie sich wünscht: die Möglichkeit, nach ihren eigenen Wünschen zu leben, frei von Einschränkungen und Erklärungszwängen. Natürlich gilt das für beide Seiten. Ich erkundige mich, wie die bisherigen Reaktionen ausgefallen sind. Sie antwortet mir, dass die meisten Männer die Flucht ergreifen. Manche tun einige Wochen lang so, als ließen sie sich darauf ein, und beenden die Beziehung dann.

Pierre ist 35 Jahre alt. Er arbeitet als Ingenieur in einem international tätigen Unternehmen und hat sich vor drei Jahren scheiden lassen, nachdem seine Frau ihn wegen eines Anderen verlassen hatte. Sie haben zwei Kinder, deren Unterhalt sie sich teilen. Er hatte einige Verhältnisse mit Frauen, die ihn alle verlassen haben, ohne dass er versteht, warum. Wie geht er eine Beziehung an? „Da sie Fragen stellen, erzähle ich ihnen, was mir passiert ist. Ich sage ihnen, dass ich keinerlei Vertrauen in die Frauen habe und dass ich in der ersten Zeit wahrscheinlich nicht sehr verfügbar bin, weil ja auch meine Kinder noch klein sind (sechs und acht Jahre) und ich ihnen jetzt noch keine Frau vorstellen will, mit der ich etwas habe. Ich sage also nur die Wahrheit, damit die Situation von Anfang an klar ist." Als ich ihn frage, wie die betroffenen Frauen reagieren, erwidert er, dass sie das zunächst zu akzeptieren scheinen. Auf Dauer beschließen sie aber, ihn zu verlassen, weil er häufig keine Zeit hat, da er arbeiten muss, seine Kinder bei ihm sind oder er sich mit Freunden trifft, die für sein inneres Gleichgewicht sehr wichtig sind. Er versteht nicht, warum sie die Beziehung nicht weiterführen wollen, obwohl er doch von Anfang an ehrlich war. Ich frage ihn, ob er der Meinung sei, sich auf die Beziehung einzulassen. Er antwortet: „Ja, im Rahmen meiner Möglichkeiten schon."

In beiden Fällen haben wir es mit Menschen zu tun, die nach einer Trennung auf der Hut oder sogar in der Defensive sind (um es einmal vorsichtig auszudrücken!). Das ist sicher nachvollziehbar, wenn man bedenkt, was sie durchgemacht haben: Untreue, Lügen und eine

Trennung, die den Schlussstrich zog unter eine Familie und eine Partnerschaft... Diese Vergangenheit wiegt schwer und ist verknüpft mit vielen Emotionen; doch sind diese auch wirklich ausgelebt worden? Wenn ich höre, dass Josette ihre Ehe als „gescheitert" bezeichnet und Pierre „keinerlei Vertrauen in die Frauen" hat, dann lautet die Antwort eindeutig Nein. Eine Beziehung als „gescheitert" zu bezeichnen, ist ein Werturteil. Sicher, die Beziehung ist zerbrochen, aber ist sie deshalb auch gleich „gescheitert"? Und wer beteuert, dem anderen Geschlecht grundsätzlich zu misstrauen, denkt an die Zukunft, nicht an die Gegenwart. Die Denke ist also in beiden Situationen am Werk.

Die Denke urteilt, erlässt Regeln, formuliert Reuegedanken und positioniert den Menschen so, dass er erneut zurückgewiesen wird. Sie übt viel Einfluss auf Josette und Pierre aus und konditioniert ihre Art, neue Beziehungen anzugehen. Sie werden von der Angst beherrscht und verschließen sich vor dem Gegenüber. Woher sollen diese Reaktionen kommen, wenn nicht von ihrem Ego? Natürlich haben Josette und Pierre beide schwere Zeiten durchlebt, die sicher viele Emotionen wie Trauer und Wut hervorgerufen haben. Wenn sie ihre Emotionen ausgelebt, sie also empfunden und zum Ausdruck gebracht hätten, hätten sie ihre jeweilige Beziehung auch betrauert. Dann würden sie nicht vom „Scheitern", sondern vom „Ende" der Beziehung reden. Und sie wären neuen Beziehungen gegenüber offen. Da jedoch ihre Denke Wut und Trauer ganz oder teilweise blockiert, hat sie die Macht übernommen und lässt sie an die Zukunft denken, indem sie die beiden darauf einschwört, was sie in ihrer Vergangenheit schlecht verarbeitet haben. Dieses Abschotten fällt umso heftiger aus, als der persönliche Werdegang der beiden mit großem seelischem Ballast behaftet ist.

Als Josette von ihrer Kindheit erzählt, fällt ihr zum Beispiel auf, dass sie von ihrer Mutter nie wirklich so akzeptiert wurde, wie sie ist, „sie hat [sie] nie verstanden". Und „um das elterliche Heim zu verlassen", hat sie bereits mit achtzehn zum ersten Mal geheiratet, obwohl sie wusste, dass der Mann an ihrer Seite überhaupt nicht der war, den sie sich wünschte. Dennoch fiel es ihr leichter, mit ihm statt mit den Eltern zu leben.

Zwei Jahre später kam es dann zum schmerzlichen Bruch. Als sie versucht, mir zu erklären, warum die Trennung so schmerzlich war, kommt die Erinnerung an den Tod der Großmutter mütterlicherseits wieder in ihr hoch. Sie starb, als Josette zwei Jahre alt war. Diese Frau hatte Josette als Kleinkind geliebt, umsorgt und verhätschelt. Dann blieb sie eines Tages allein und ohne Zärtlichkeit zurück, an der Seite einer Mutter, die sehr distanziert war, weil sie den Verlust der eigenen Mutter betrauerte.

Josette erinnert sich nur zu gut daran, dass sie nicht weinte, um die Mutter, „die so traurig und gereizt war, nicht zu stören". Als ich sie frage, ob sie noch etwas anderes empfunden hat, zum Beispiel Wut, sieht sie mich aus großen Augen an und sagt, sie verstehe nicht, wie sie wütend darüber sein könne, den einzigen Menschen verloren zu haben, der sie wirklich geliebt habe. „Ja, ich war sehr traurig", bekräftigt sie, „aber nicht wütend!" Im Anschluss an diese Unterhaltung erlaubt sich Josette, diese Trauer 43 Jahre nach dem Tod der Großmutter auszuleben, was ihr sehr guttut und ihr laut eigener Aussage eine große Last von den Schultern nimmt.

Josette merkt jedoch ziemlich schnell, dass sie noch sehr angespannt ist, wenn sie vom Verlust der Großmutter spricht. Sie erkennt, dass sie wütend darüber ist, von ihr verlassen worden zu sein. Eine feste Stimme erklingt in ihr, um ihr mitzuteilen, dass sie keinerlei Recht auf diese Emotion hat. Die Großmutter ist ja „nicht absichtlich gestorben und hat [sie] außerdem geliebt wie niemand sonst". Diese Reaktion kommt aus ihrer Denke und ist ganz typisch: Sie erteilt gute Ratschläge, um ihr das Recht vorzuenthalten, eine negative Emotion zu verspüren. Josette braucht sehr lange, bis es ihr gelingt, die Denke auszuschalten und die große Wut zu empfinden und auszuleben, die entstanden ist, als die geliebte Großmutter starb und sie damit verließ. Sie benötigt mehrere Anläufe, um diese Wut völlig auszuleben. Das ist ziemlich häufig der Fall, wenn ein Mensch nach einem sehr schmerzlichen Ereignis starke Emotionen hat.

Erst als Josette eine immense Erleichterung und eine große Entspannung verspürt, weiß sie, dass es ihr gelungen ist, alles auszuleben. Jetzt kann sie ermessen, wie sehr die Blockade durch die Denke ihr gesamtes Leben bestimmt hat, seit sie zwei Jahre alt war. Weil sie sich selbst nicht liebte und ihre Ansprüche vor allem in Gefühlsdingen immer zurückstellte, kam es logischerweise dazu, dass sie wiederholt verlassen wurde. Jetzt versteht sie, dass ihre Art, neue Beziehungen einzugehen, nur zu neuen Leiden führen kann und der Teufelskreis sich nicht durchbrechen lässt.

Ist sie deshalb auch von ihrer Verlassenheit geheilt? Ich würde das gern bejahen, auch im Hinblick darauf, dass Josette sich endlich selbst einen Liebesbeweis erbracht hat, indem sie ihre Wut und ihre Trauer ausgelebt hat. Aber die reflexhaften Gewohnheiten sitzen tief... Sie wird mehrere Jahre brauchen, um sich davon zu befreien und keine Angst mehr davor zu haben, neue Beziehungen einzugehen. Zur Zeit ist sie aber sehr glücklich mit einem Mann, den sie gewählt hat, um sich selbst Gutes zu tun. Ihre Beziehung ist friedlich, was ihr manchmal noch „unnormal und komisch" vorkommt...

Pierre hat seine Frau geheiratet, als sie mit dem ersten Kind schwanger war. Er gesteht mir, dass er nicht bereit war, Vater zu werden und zu heiraten, fügt jedoch hinzu: „Letztlich war das aber eher gut, denn ich hatte schon immer latent Angst davor, mich zu binden." Es gelingt Pierre jedoch nicht, eine Erklärung für diese Angst zu finden. Er hat Trennung und Scheidung als sehr schmerzhaft erlebt. Obwohl er versteht, dass seine Frau ihn wegen eines anderen Mannes verlassen hat, mit dem sie gegenwärtig zusammenlebt, kann er es nicht akzeptieren und nimmt es ihr immer noch übel. Natürlich ist er in seiner Eitelkeit gekränkt, doch das erklärt nicht, warum der Schmerz bei Erwähnung der Trennung wieder aufflammt.

Dieser Schmerz führt, wie Pierre erkennt, auch dazu, dass er nun eine Heidenangst davor hat, sich erneut zu binden. So dreht er sich immer um sich selbst, und es gelingt ihm nicht, den Teufelskreis zu durchbrechen... In Wahrheit sehnt sich Pierre nach einer Liebesbeziehung ohne Vorbehalt, doch „irgendwie weiß [er], dass es früher oder später schlecht für [ihn] ausgehen wird".

Man sollte hervorheben, dass Pierre eher intellektuell ist, intelligent und sensibel. Er akzeptiert die Tatsache, ein Problem zu haben, weiß aber nicht, wie er es lösen soll. Ihm ist auch klar, dass man die Lösung nicht immer durch Nachdenken findet. Folglich ist er nach einigen Gesprächen bereit, die Emotionen wachzurufen, die mit seinem Problem zusammenhängen. Was löst es in ihm aus, nicht loslassen zu können? Wie empfindet er in Bezug auf die Trennung, die er erlitten hat?

Die Analyse steht nicht im Zentrum der OGE-Methode. Die meisten Menschen sind ja in der Lage zu analysieren, was ihnen widerfährt. Doch ist die Analyse einmal durchgeführt, sind die Personen häufig blockiert, auch wenn sie intellektuell besehen richtig zu sein scheint. Daher kommt es auch, dass ich in meiner Praxis Tausende von Patienten hatte, die genau über ihr Problem Bescheid wussten, aber unfähig waren, eine Antwort darauf zu finden, die ihnen Erleichterung verschafft und vor allem gestattet, besser zu leben.

Die psychoanalytische Tendenz, alles vom Kopf her verstehen zu wollen, funktioniert nicht, wenn man sich im Reich der Emotionen befindet! Eine Analyse liefert höchstens rationale, logische Erklärungen, doch eine Emotion ist per definitionem unlogisch und irrational. Wir sind aber voller Emotionen, ob wir es wollen oder nicht... Natürlich haben wir ein Gehirn, doch das funktioniert wie ein Computer mit einer binären Sprache. Es ist nämlich unfähig, aus mehr als zwei Möglichkeiten auszusuchen. Außerdem ist es nur leistungsfähig, wenn es uns dient und nicht, wenn es im Leerlauf ist. Wenn wir morgens aufstehen, kommt es uns nicht in den Sinn, unser Gehirn zu fragen, was es uns rät zu tun! Wir stehen viel mehr mit dem Vorhaben auf, etwas zu tun, und nutzen unser Gehirn, um zu planen, zu denken und bestmöglich auszuführen, worauf wir Lust haben.

Zurück zu Pierre. Er muss aufhören, mit dem Kopf nach einer Lösung zu suchen, indem er fragt und analysiert. Er muss stattdessen die Empfindungen und Emotionen anerkennen, die er angesichts seines Problems hat. Dazu muss er zuerst einmal seine Denke ausschalten, die sehr präsent ist und alles trübt. Was empfindet er? „Ich bin traurig und wütend, weil ich mich nicht aus dieser Situation befreien kann und weil ich es nicht schaffe, mit einem Menschen, der mir gefällt, eine dauerhafte Beziehung einzugehen." Wenn wir mit jemandem über unsere Emotionen sprechen, fühlen wir uns automatisch dazu verpflichtet, einen gültigen, akzeptablen Grund für unsere Empfindungen zu nennen. Wir müssen uns rechtfertigen, als ob das, was der Andere denkt, wichtig wäre. Als hätten wir erst dann einen Grund, traurig, wütend oder fröhlich zu sein, wenn es uns gelingt, jemanden von der Gültigkeit unserer Empfindungen zu überzeugen. Eine Emotion ist etwas Heiliges. Man hat sie nicht zu sezieren, zu erklären oder gar einem anderen offenzulegen. Sie ist einfach da, und als solche sollte man sie respektieren.

Niemals verlange ich von meinen Patienten, sich dafür zu rechtfertigen, ob ihre Emotionen angemessen sind. Jeder Mensch hat seine eigenen Emotionen und sie machen den nobelsten Teil seines Wesens aus. Mir geht es darum zu verstehen, was er mit ihnen gemacht hat oder mit ihnen machen will oder kann. Stundenlang mit jemandem über seine Empfindungen zu reden, bringt nur eins: Der Betroffene, den man unterstützen oder begleiten will, verliert dadurch Zeit und Energie.

Also frage ich Pierre, was er mit seiner Trauer und seiner Wut angefangen hat. Er gesteht mir, dass er sich seiner Frau gegenüber vergessen hat, als sie ihm sagte, dass sie ihn verlassen wolle, und dass er sich zusammennehmen musste, um sie nicht zu schlagen. Glücklicherweise konnte er sich beherrschen. Und jetzt will er diesem Impuls wahrlich nicht nachgeben… Ich erkläre Pierre, dass es nicht Ziel dieser Übung ist, vor seine Exfrau zu treten, um seinen ganzen Zorn an ihr auszulassen. Stattdessen soll er diese Emotion allein und für sich ausleben, um sich etwas Gutes zu tun. Sein Leid entstand nämlich nicht durch den Vorfall an sich, sondern durch die Tatsache, dass Emotionen verspürt und von seiner Denke blockiert wurden. Dadurch kam es zu einer Anspannung, die immer noch da ist, auch wenn der Vorfall einige Jahre zurückliegt.

Eine solche Antwort wird von einem Menschen, der ein traumatisches Erlebnis hatte, nicht leicht hingenommen. Er neigt nämlich dazu, dem Anderen dieses Leid anzukreiden. Diese Reaktion ist verbreitet und durchaus nachvollziehbar: Es ist immer leichter, anderen die Schuld dafür zu geben, dass wir leiden, als zu akzeptieren, dass wir selbst dafür verantwortlich sind. Zugegeben, der Andere löst die emotionale Reaktion in uns aus, aber abgesehen davon ist er überhaupt nicht dafür verantwortlich, was wir mit unseren Emotionen machen.

Entweder verdrängen wir alles und riskieren, uns nicht wohlzufühlen, denn wir werden angespannt sein und bleiben, oder wir nehmen uns das Recht, unsere Emotionen so schnell wie möglich auszuleben, allein, um uns etwas Gutes damit zu tun. Erst danach werden wir wieder entspannt sein und uns nicht mehr unwohl fühlen und leiden. Was wir wollen, ist allein unsere Entscheidung.

Pierre versucht, seine Wut zum Ausdruck zu bringen, doch es fällt ihm sehr schwer, mit ihr in Kontakt zu treten. Es kommt häufig vor, dass wir wütend sind, ohne das körperlich zu spüren. In Wirklichkeit verspüren wir dann nicht die Wut, sondern die Blockade derselben durch die Denke, was sich körperlich in Form eines Knotens, eines Klumpens oder eines diffusen Schmerzes äußert. Die Schwierigkeit, etwas zu empfinden, geht auf die Präsenz der Denke zurück. Man muss sich vor allem gestatten, ins Hier und Jetzt zurückzukehren, um die blockierte Wut oder Trauer zu empfinden. Warum die Denke ausschalten, um in den gegenwärtigen Moment zurückzukehren, wenn der Auslöser doch Jahre zurückliegt? Weil die Emotion bis dato nicht ausgelebt wurde und immer noch präsent in uns ist.

Pierre muss zäh daran arbeiten, mit seiner Wut in Kontakt zu treten und sie zum Ausdruck zu bringen. Hinter der Wut verbirgt sich außerdem eine große Trauer, weshalb er sich sehr anstrengen muss, seine Denke auszuschalten. Es dauert, bis er seine Emotion unter Tränen auslebt. Danach fühlt sich Pierre besser, doch seine Angst in Bezug auf ein mögliches Rendezvous besteht weiterhin. Er ist fast gelähmt von der Vorstellung, sich mit einer Frau zu unterhalten, ohne Warnungen aller Art auszusprechen und einer möglichen Beziehung zuvorzukommen. Die Vorstellung jedoch, eine Affäre ohne Zukunftsperspektive zu haben, macht ihm keinerlei Angst.

Diese Haltung eines an Verlassenheit Leidenden mag dem Betrachter paradox erscheinen. Aber sie erklärt sich natürlich durch die Tatsache, dass eine kurze Affäre denjenigen nichts abverlangt, die sich darauf einlassen. Diese Art Beziehung beruhigt den Betroffenen sogar, denn bevor er zur Tat schreitet, beschließt er ja schon, dass es nicht weitergeht. So läuft er auch nicht Gefahr, das Schlimmste erleben zu müssen: zurückgewiesen zu werden.

Pierre erkennt allmählich, dass er seine Ehe nicht mehr retten kann, was für ihn bereits ein großer Schritt nach vorn ist. Die dumpfe Angst davor, von anderen verlassen zu werden, bleibt jedoch bestehen. Bei einem unserer Treffen gelingt es ihm, seine Denke auszuschalten. Dabei erinnert er sich an einen Vorfall mit seiner Mutter, bei dem sie ihn ignorierte, obwohl er ihre Aufmerksamkeit haben wollte. Die Mutter kümmerte sich nämlich stattdessen um die kleine Schwester, die krank war. Pierre begreift die Bedeutung dieser Szene nicht, auch nicht, warum gerade sie aus der Vergangenheit aufgetaucht ist. Aufgrund seiner ausgeprägten Neigung, verstehen und analysieren zu wollen, was ihm widerfährt, forscht er nach dem Warum und dem Wie, statt zu versuchen, mit den Emotionen in Kontakt zu treten, die er während dieses Vorfalls verspürte. Er ist überrascht, dass diese Szene wie „aus dem Nichts" auftaucht und das lässt seine Ablehnung dieses „banalen und völlig bedeutungslosen Ereignisses" noch heftiger ausfallen.

Der OGE-Ansatz ist nicht analytisch. Weil die Denke ausgeschaltet wird, bleibt hier Platz für unser angeborenes Wissen, dass in der Lage ist, wichtige Elemente aus unserer Vergangenheit auszuwählen, die bei einer Analyse durch das rationale und logische Gehirn unbeachtet geblieben wären. Es kommt häufig vor, dass Ereignisse unserer Vergangenheit wieder an die Oberfläche kommen, die den Menschen, die sie erlebt haben, zuerst völlig bedeutungslos erscheinen. Sie möchten diese Erinnerungen gerne verdrängen. Dabei sollten sie ihrem angeborenen Wissen stärker vertrauen, denn es weiß viel besser als das Gehirn, was wichtig ist und was nicht. Das rate ich auch Pierre und empfehle ihm, diesen Vorfall noch einmal zu durchleben und vor allem die Emotion zuzulassen, die damit verbunden ist. Er soll nicht versuchen zu verstehen, nur empfinden.

Nachdem Pierre meiner Empfehlung gefolgt ist, wird ihm bewusst, dass die Wut auf seine Mutter, welche sich in besagter Szene nicht um ihn kümmert, sehr groß ist. Er sagt mir, dass er keine Ahnung davon hatte, wie stark seine Wut in diesem Moment gewesen ist. Nachdem er sich gestattet hat, diese Emotion auch auszuleben, erinnert er sich noch an viele andere Momente aus seiner Kindheit, in denen er sich von seiner Mutter vernachlässigt und zurückgesetzt fühlte. Die Mutter kümmerte sich nämlich von Geburt an viel um seine kleine Schwester, die an Asthma litt. Deshalb versuchte Pierre immer, seinen Eltern so wenig Sorgen wie möglich zu bereiten, indem er sich brav und angepasst verhielt. Das verstärkte natürlich das Gefühl des Verlassenseins (wie er inzwischen weiß). So hat Pierre bereits im Alter von zwei Jahren das Gefühl entwickelt, nicht viel wert zu sein, denn seine eigenen Eltern interessierten sich seiner Einschätzung nach nur wenig für ihn, was auch immer er leistete.

Geschwister, die aufgrund von gesundheitlichen Problemen viel elterliche Energie benötigen, verleiten ein gesundes Kind häufig dazu, sich vernachlässigt oder nicht geliebt zu fühlen. Und so entsteht letztendlich ein tiefes Gefühl der Verlassenheit. Das hat tief greifende Konsequenzen für das Leben des Menschen, der mit einer solchen Erfahrung konfrontiert ist.

Wenn sich ein Betroffener als Erwachsener bewusst wird, was diese Empfindungen in ihm ausgelöst haben, wird die Wut nicht selten als Ganzes geleugnet. „Ich kann doch meinen Eltern nicht vorwerfen, sich um meinen Bruder oder meine Schwester gekümmert zu haben, wo dieses Kind doch ganz objektiv mehr Zuwendung brauchte als ich. Mir ging es schließlich gut. Außerdem kann ich schlecht wütend auf meinen Bruder oder meine Schwester sein. Es ist ja wohl niemand absichtlich krank!“ So wird die Wut ein weiteres Mal verdrängt. Der Teufelskreis besteht weiter, bis sich der Betroffene endlich das Recht zugesteht, seine Denke auszuschalten, um die Wut auszuleben und sich damit endlich etwas Gutes zu tun.

Das gelingt auch Pierre, der daraufhin viel ausgeglichener und ruhiger ist. Das erstaunt ihn, denn er hat sich „im Alltag noch nie so leicht gefühlt“. Natürlich sagt ihm seine Denke, dass das nicht normal sein kann. Doch indem er dieses Hamsterrad immer wieder anhält, wird ihm nach und nach bewusst, dass er ein wertvoller Mensch ist und es verdient, mit einem anderen Menschen eine befriedigende Beziehung zu haben, ohne befürchten zu müssen, zurückgewiesen zu werden. Schrittweise ändert sich seine ganze Haltung und er kann sich erlauben, eine Beziehung mit einer Frau einzugehen, ohne sich selbst zu behindern oder auszubremsen.

Was können wir aus den Erfahrungen von Josette und Pierre lernen?

Die Bindungsangst ist eine der Facetten des Verlassenen, der im Hinblick auf gescheiterte oder vermutlich scheiternde Beziehungen bewusst oder unbewusst beschließt, jeder Beziehung auszuweichen, aus der etwas Ernstes werden könnte. So will er sich vor der Sache schützen, die ihm am meisten zusetzt und vor der er sich am meisten fürchtet: dass der Andere ihn verlässt.

Wenn der an Verlassenheit Leidende erkennt, dass er sich selbst ablehnt und sich nicht gut genug fühlt, um für andere interessant zu sein, dann ist das ein großer Schritt nach vorn. Indem er akzeptiert, dass er das eigentliche Problem ist, während die Anderen nur an der Peripherie sind, kann er dazu beitragen, diese tief verwurzelte Angst abzubauen. Er muss sich das Recht zugestehen, seine früheren, schmerzhaften Empfindungen abzuhaken, um das Terrain zu bereinigen. Das macht er, indem er sich erlaubt, die angestaute und von der Denke blockierte Trauer und Wut auszuleben.

Wenn diese Reinigung nicht oder nicht vollständig stattfindet, dann läuft er Gefahr, wieder in das Schema der ursprünglichen Angst vor dem Verlassen-werden zurückzufallen. Diese Angst kann verschiedene Formen annehmen. Sie kann auftreten als Bindungsangst, Angst vor dem Alleinsein oder Angst vor Schuldgefühlen. Sich zu gestatten, verschiedene und wechselnde Emotionen im Hier und Jetzt zu leben, ist ein Liebesbeweis des Verlassenen gegenüber sich selbst. Er wird dann feststellen, dass die Anderen ihn verstärkt respektieren und verstärkt Kontakt zu ihm suchen. Sich selbst einen Wert zuzugestehen macht gleichzeitig „liebenswert“. Diese Entwicklung wird sein Selbstvertrauen stärken und ihm erlauben, nicht länger zu fliehen, sondern in sich die Kraft zu finden, um eine Beziehung so erfüllend wie möglich zu leben.

Pau

Kapitel 4

Die emotionale Abhängigkeit

Der Begriff der emotionalen Abhängigkeit ist weit gefasst und wird leider viel zu oft verwendet. Kaum leidet jemand, zum Beispiel nach einer Trennung, schon finden sich wohlmeinende, aber ignorante Menschen, die behaupten, dass es unnormal sei, so viel Schmerz zu empfinden, weshalb man sicher an emotionaler Abhängigkeit leide. Und jemand, der sich stark zu seinem Partner hingezogen fühlt und um mehr Nähe und Zuneigung bittet, hält sich leicht für emotional abhängig oder wird von Freunden dafür gehalten. All das ist natürlich völlig übertrieben und sogar schädlich. Denn wenn jemand überzeugt ist, emotional abhängig zu sein, wird er in der Regel alles daran setzen, seine emotionalen Bedürfnisse zu leugnen, da sie ja als krankhaft gelten.

Die Diagnose „emotionale Abhängigkeit" ist viel schwerer zu stellen. Sie sollte auf professioneller Basis stattfinden. Die einfache Tatsache, dass ein Mensch zu einem bestimmten Zeitpunkt seines Lebens Zuwendung braucht, ist kein Kriterium. Jeder Mensch braucht Zuneigung und Liebe, vom Fötus im Mutterleib über den Säugling, der heranwächst. Ich habe in einem vorangegangenen Kapitel die schädlichen

Folgen eines Mangels an Liebe für das Wachstum angesprochen und möchte deshalb nicht noch einmal darauf eingehen. Aber man wird nicht zwangsweise zu einem emotional abhängigen Menschen, wenn man sich als Kind nicht oder nur wenig geliebt gefühlt hat!

Eines stimmt jedoch: Der Ursprung einer emotionalen Abhängigkeit ist immer die Tatsache, dass der Betroffene sich selbst nicht genug liebt. Um das zu kompensieren, sucht er diese Liebe, die er selbst sich nicht geben kann, bei einem anderen. Ein Mensch, der emotional abhängig ist, kommt anderen manchmal wie ein Drogenabhängiger vor, der auf der Suche nach Stoff ist. Hier hören die Gemeinsamkeiten aber auch auf: Im Unterschied zu Junkies oder Alkoholikern, die dem durch eine Blockade der Emotionen verursachten Leid entfliehen möchten, versucht ein emotional Abhängiger nur, den Mangel an Liebe auszugleichen, indem er sie bei jemand anderem sucht. Er glaubt, sein Problem so regeln zu können. Das ist natürlich ein Irrtum. Doch es geht nicht um eine bestimmte Substanz, von der er abhängig ist. Wir sollten uns also davor hüten, zu schnell und zu oberflächlich von emotionaler Abhängigkeit zu sprechen.

Ich möchte außerdem betonen, dass man sehr wohl von diesem Leiden genesen kann. Als ich eines Tages an einer Radiosendung zu diesem Thema teilnahm, verblüffte es mich, dass Menschen, die zu einer anonymen Selbsthilfegruppe gehörten, anriefen und mir sagten, dass es „nur zu bekannt sei, dass man von dieser Krankheit nie geheilt werden könne“. Das ist völlig falsch, und ich finde es sehr bedauerlich, dass Mitglieder eines solchen Vereins eine solch irrige Behauptung zu hören bekommen!

Paule

Paule ist 34 Jahre alt. Sie ist kinderlos und arbeitet seit vier Jahren als Kosmetikerin in einem Wellness-Zentrum. Sie hat immer als Angestellte gearbeitet. Sie sucht mich auf, weil sie seit drei Jahren große emotionale Probleme hat. Sie möchte sich in Behandlung begeben, „um weniger Emotionen zu haben und weniger unter ihnen zu leiden“.

Paule beschreibt mir ihr gegenwärtiges Liebesleben und betont, dass sie sich gefangen fühlt, was nicht neu für sie sei. Sie hat einen Mann kennengelernt, der drei Jahre jünger ist als sie, „in den [sie] bis über beide Ohren verliebt [ist] und ohne den [sie] nicht leben kann“. Er arbeitet als Schreiner und ist gerade dabei, seine eigene Schreinerei einzurichten. Deshalb hat er nur wenig Zeit für seine Hobbys und folglich für seine Beziehung. Sie hat den Eindruck, dass er sie liebt und ihr treu ist. Doch es frustriert sie, dass sie sich nicht genug sehen. Bisher deutet nichts darauf hin, dass Paule an emotionaler Abhängigkeit leidet. Bis über beide Ohren verliebt zu sein, sich gefangen zu fühlen oder sich mehr Treffen mit dem Freund zu wünschen, sind noch kein Zeichen für diese Erkrankung, die sowieso nie nach so kurzer Zeit diagnostiziert werden könnte!

Paule erklärt mir, dass sie unter ihrer Situation leidet, was sie traurig und überaus nervös macht, auch bei der Arbeit. Sie fühlt sich „deprimiert“. Sie liegt nachts wach und grübelt über die Probleme in ihrer Partnerschaft nach. Sie steht müde auf und schleppt die Erschöpfung den ganzen Morgen mit sich herum. Sie hat kein Interesse mehr daran, zu trainieren oder sich zu pflegen, außer vor den Treffen mit ihrem Freund. Sie sieht ihn einmal abends unter der Woche und meistens am Sonntag. Sie fühlt sich an den Tagen, an denen ein Treffen vorgesehen ist, voller Energie und genießt sie. Sie hat „trotzdem immer ein komisches Gefühl, das [ihre] Freude trübt, denn [sie] weiß, dass es nur den einen Tag gibt, eventuell noch den Abend und die Nacht“. Die Morgen danach sind immer schwierig, und je länger die „Trennung“ dauert, desto angespannter und deprimierter ist Paule. Ich frage sie, was sie empfindet, wenn sie von ihrem Freund getrennt ist. Sie wiederholt, was sie mir bereits über ihren depressiven Zustand und die große Nervosität anvertraut hat.

Ihre Antwort geht an der Frage vorbei. Wenn man jemanden dazu befragt, was er fühlt, bemerkt man häufig, dass er lieber von seinen seelischen und körperlichen Problemen spricht als von seinen Emotionen. Er verwechselt die Symptome, also das Ergebnis der Anspannungen, welche aufgrund der Blockade der Emotionen durch die Denke entstehen, mit den Emotionen selbst. Das erklärt auch sein Anliegen: Ich soll ihm helfen, seine Emotionen zu regeln, damit er so wenig wie möglich leidet.

Nachdem ich Paule auf diesen Punkt hingewiesen habe, sagt sie mir, dass sie traurig und wütend sei, diese Emotionen aber kaum zum Ausdruck bringe, einmal abgesehen von den Zornesausbrüchen gegenüber ihrem Freund oder am Telefon. Es sind Anfälle, die sie danach sofort bereut. Außerdem meint sie, gar kein Recht auf diese Emotionen zu haben, da sie seit Beginn der Beziehung weiß, wie wenig Zeit ihr Freund ihr schenken kann. Diese Art zu argumentieren ist großartig, das Hamsterrad springt prompt an, und die Denke verweigert dem Betroffenen das Recht, wütend oder traurig zu sein. Diese Emotionen sind ja auch weder rational noch logisch. Aber sie existieren dennoch. Was können wir also tun, als ihre Existenz zu akzeptieren und sie auszuleben?

Wenn wir uns auf die Seite unserer Denke schlagen, wird unser Körper unsere Aufmerksamkeit auf die Tatsache lenken, dass wir uns nicht respektieren. Sofort taucht eine Anspannung auf. Die diversen Konsequenzen kennen wir gut: Es sind allerlei seelische und körperliche Probleme. Natürlich wäre es schöner, wenn es die Emotion gar nicht gäbe, aber das ist nun einmal nicht der Fall. Wir müssen uns dazu durchringen, sie auszuleben.

Paule gibt zu, traurig zu sein. Sie weint häufig grundlos. Diese übermäßige Empfindsamkeit stört sie. Sie fühlt sich nach dem Weinen auch nicht entspannt, was sich durch die Tatsache erklärt, dass es sich um Tränen der Anspannung handelt und nicht um Tränen, die für gelebte Trauer stehen. Viele Menschen weinen häufig nach unerfreulichen Überlegungen oder nach unbedeutenden Ereignissen, fühlen sich aber danach nicht weniger angespannt. Das liegt daran, dass es sich bei der verspürten Emotion nicht um Trauer, sondern um Gereiztheit handelt. Lassen sie es zu, die Wut dahinter auszuleben, finden sie auch die erhoffte Entspannung und müssen nicht mehr weinen.

Als ich Paule erneut befrage, gibt sie zu, dass es sich bei ihr eher um Frust handelt, den sie nicht zum Ausdruck bringt, was die bekannten seelischen und körperlichen Folgen hat. Sich den Frust einzugestehen, ist ein Schritt nach vorn, aber dieser Schritt sorgt noch nicht für Entspannung. Sie muss sich erlauben, ihre Denke auszuschalten und ihre Wut zum Ausdruck zu bringen, was ihr nach und nach gelingt. Es braucht Zeit, denn ihr Ego ist sehr ausgeprägt und tut alles, um Paule auf ihrem Weg zur Befreiung auszubremsen. Doch es gelingt ihr, und als sie sich entspannt hat, stellt sie fest, dass sie sich besser fühlt: leichter und längst nicht mehr so deprimiert. Das fällt auch ihrem Freund auf, der sich sehr darüber freut.

Paule möchte ihren Freund jedoch nach wie vor öfter sehen und beschließt, ihm das auch zu sagen. Sie teilt ihm ihre Bedürfnisse mit und wird erhört. Doch nach zwei Monaten fühlt sie sich nicht besser, obwohl sie nun mehr Zeit mit ihm verbringt. Jeder Abschied ist für sie eine Zerreißprobe. Paule erkennt, dass sie viel zu abhängig von ihm ist: Sie erlaubt sich kein eigenes Leben an den Tagen, die sie ohne ihn verbringt, sie denkt nur an ihn. All ihre Handlungen werden davon geprägt, was ihr Freund sich von ihr wünscht oder vermeintlich wünscht. Sie fühlt sich als Gefangene ihrer Beziehung. Paule lebt nur durch ihn und vergisst dabei ihre eigenen Wünsche und Bedürfnisse. Sie würde gerne mit Freundinnen ausgehen, tut es aber nicht, denn er könnte ja zufällig doch Zeit haben. Dann wäre sie anderweitig beschäftigt und würde das nicht ertragen. Ihr wird klar, dass sie in ständiger Erwartung lebt, ihn zu sehen, mit ihm zu telefonieren oder eine Nachricht von ihm zu erhalten. Sie vernachlässigt ihre Freunde und sogar ihre Familie für ihren Partner.

In diesem Stadium kann man Paule durchaus als emotional abhängig bezeichnen: Sie richtet ihr ganzes Dasein auf ihren Freund aus. Diese Abhängigkeit zeigt sich auch in sexueller Hinsicht. Ihr Freund verlangt von ihr immer wieder, sich auf einen Partnertausch einzulassen, was sie zuerst ablehnt, dann aber doch macht. Bei den entsprechenden Gelegenheiten fühlt sie sich schrecklich. Sie empfindet keine Lust, fühlt sich erniedrigt. Doch sie zwingt sich „mitzumachen, um [ihrem] Freund zu gefallen“. Am Morgen danach muss sie sich sogar manchmal übergeben, so zuwider sind ihr diese Praktiken. Doch sie tut weiter so, „als ob [ihr] die Spielchen gefallen, damit er [ihr] nicht vorwerfen kann, prüde zu sein und ihn allein für [sich] haben zu wollen“.

Paule erzählt mir, dass sie in ihren früheren Beziehungen das gleiche Verhalten an den Tag legte: sich selbst zugunsten des Anderen zu vergessen. Ich frage sie, ob ihr das eine Befriedigung war und ob sie so erhalten hat, was sie wollte. Sie gibt zu, dass es bisher immer ein

Misserfolg war, denn jedes Mal wurde sie entweder betrogen oder verlassen. Paule erklärt sich das durch die Tatsache, dass sie sicher „nicht richtig losgelassen und [ihre] Andersartigkeit gegenüber dem Partner akzeptiert [hat]". Ich bitte sie, diesen Gedanken auszuführen. Sie wirft sich vor, nicht genug auf die Bedürfnisse des Anderen geachtet zu haben, was früher oder später immer zur Zurückweisung oder zum Bruch führte. Also versucht sie nach jeder gescheiterten Beziehung, noch mehr auf die Bedürfnisse des neuen Partners einzugehen, damit es nicht noch einmal dazu kommt.

Natürlich kann man bei Paule von emotionaler Abhängigkeit sprechen, doch hinzu kommt die Angst, vom Partner verlassen zu werden. Diese Angst ist der Grund ihres Verhaltens und all ihrer Leiden. Sie kommt sogar zu dem Schluss, dass dieses wiederholte Verlassenwerden damit zusammenhängt, dass sie nicht anpassungsfähig genug war und es somit an ihr ist, sich noch mehr anzustrengen, um akzeptiert und liebenswert zu sein! Sie verneint sich selbst wirklich komplett, hat Schuldgefühle und Ängste. Die Denke in all ihrer Größe bestimmt Paules Leben. Wie kann man ihr helfen?

Paule muss sich zuerst einmal bewusst werden, dass ihr Gefühlsleben von Schuldgefühlen und Ängsten dominiert wird, auch wenn sie noch nicht genau definieren kann, dass sie an Verlassenheit leidet. Worte sind nicht entscheidend, und zu wissen, dass man an Verlassenheit leidet, hilft allein nicht weiter. Zuerst einmal ist wichtig zu verstehen, dass die Angst davor, zurückgewiesen zu werden, den Betroffenen dazu bringt, sich selbst im Stich zu lassen und nicht mehr zu respektieren. Wenn ein Betroffener das erkennt, bedeutet das einen Riesenschritt nach vorn, ob das Wort „Verlassenheit" dabei ausgesprochen wurde oder nicht.

Im Lauf unserer Gespräche erkennt Paule, dass ihr Problem mit ihren Ängsten zusammenhängt. Bei diesen muss sie ansetzen, statt einen anderen Weg zu suchen. Zum einen hat sie nämlich bereits einen Weg ausprobiert, der kein Erfolg war (den der Abhängigkeit), zum anderen ist es wichtig, dass sie sich um sich selbst kümmert statt um andere. Dieser letzte Punkt ist von großer Bedeutung: Paule hat immer ihren Partner in den Mittelpunkt der Beziehung gestellt, nicht sich selbst. Sie hat festgestellt, dass das nicht funktioniert. Warum also nicht einmal das Gegenteil versuchen, wenn diese Herangehensweise noch nicht genutzt wurde?

Dieser Vorschlag wird sehr häufig angenommen, wenn man ihn auf diese Weise formuliert. Doch schnell taucht die Frage auf: „Wie geht das?" Einem Menschen, der nicht an Verlassenheit leidet, mag das einfach erscheinen, doch für Paule ist es schwierig zu verstehen. Sie hat keine Ahnung, wie sie das anstellen soll, und sagt mir, dass sie aber nicht zur Egoistin werden will. Im Lexikon wird *Egoismus* wie folgt definiert: „Übertriebene Verbundenheit mit sich selbst und den eigenen Interessen unter Missachtung der Interessen anderer". Das ist etwas ganz anderes als das hier Gemeinte. Sich in den Mittelpunkt der Beziehung zu stellen bedeutet, sich das Recht auf die eigene Existenz zu geben, was niemand anders außer einem selbst tun kann.

Damit das gelingt, muss man zuerst einmal den gegenwärtigen Moment leben. Existieren ist kein Synonym dafür, der eigenen Person zu viel Bedeutung beizumessen. Existieren bedeutet einfach zu sein, wer wir sind, mit all unseren Qualitäten, unseren Emotionen und unserem angeborenen Wissen. Dazu müssen wir unser Ego loswerden, dass uns entweder dazu bringt, egoistisch zu sein oder dazu, uns zu verleugnen. Wenn die Denke über uns bestimmt, laufen wir Gefahr, zugunsten unseres Partners zu verschwinden, der so zur Quelle unserer Freuden, aber auch unserer Leiden wird. Wir verlangen von ihm, uns glücklich zu machen, als ob er das für uns leisten könnte. Können wir von einem anderen Menschen verlangen, an unserer Stelle im Hier und Jetzt zu stehen? Können wir von unserem Partner erwarten, sich für uns zu freuen, traurig oder wütend zu sein? Unsere Denke treibt uns so weit, jemand anderen aufzufordern, an unserer Stelle zu leben, über unsere Wünsche zu entscheiden und für uns zu denken! Ist das nicht der Gipfel der Respektlosigkeit? Und dasselbe Ego bringt uns wie durch Zauberei so weit zu behaupten, dass es egoistisch sei, einfach man selbst zu sein.

Paule versucht also, ihre Denke auszuschalten. Nach und nach gelingt es ihr, wieder etwas mit Freundinnen zu unternehmen, eine Ausstellung zu besuchen oder ins Theater zu gehen. Sie merkt, wie gut sie sich bei diesen Gelegenheiten fühlt und wie viel Spaß sie hat. Doch ihr Ego meldet sich häufig. Dann macht sie sich Vorwürfe, weil es ihr Spaß macht, allein etwas zu unternehmen. Auch die Denke ihres Freundes reagiert; er behauptet, sie verhalte sich zunehmend egoistisch. Das verunsichert Paule in ihren Bemühungen, sich selbst zu finden. Doch sie erkennt ziemlich schnell, dass hier das Ego ihres Partners spricht, und sagt es ihm auch. Daraufhin kommt es zum ersten Streit zwischen den beiden, was sie sehr belastet.

Paule gesteht mir, dass sie nicht glaubt, mit dem Versuch, sich selbst zu finden, auf dem richtigen Weg zu sein. Sie gibt aber auch zu, dass sie wegen des Streits wütend ist. Als sie diese Wut ausgelebt hat, kommt sie zu dem Schluss, dass sie überhaupt keine Lust hat, alles rückgängig zu machen. Das Problem liegt nicht bei ihr, sondern bei ihrem Freund. Also muss er es auch lösen. Sie sagt ihm, dass sie ihm nicht wehtut damit, sich selbst gegenüber aufmerksam zu sein. Eine Beziehung ist ein Austausch zwischen zwei Menschen, die jeder für sich da sind. Kein Partner übt Macht über den anderen aus.

Daraufhin weigert sich Paule, am Partnertausch teilzunehmen, den ihr Freund so schätzt. Stattdessen schlägt sie vor, Essen mit Freunden auszurichten und in Urlaub zu fahren, was ganz neu für sie ist. Zu ihrem Erstaunen ist ihr Freund damit einverstanden und freut sich sogar über ihren Vorschlag. Nach und nach merkt sie, dass sie ihn nicht verliert, sondern die Bindung vertieft, was sie manchmal überrascht. Sie gesteht mir, „entweder, es geht gut oder nicht. Aber [sie hat] keine Lust mehr, noch einmal so zu leiden wie all die Jahre zuvor“.

Natürlich tauchen die Ängste wieder auf und erneut leidet Paule heftig an Verlassenheit. Als sie eines Tages gerade versucht, die Wut über eine unangenehme Bemerkung ihres Freundes in Bezug auf ihre „wachsende Unabhängigkeit“ auszuleben, taucht in ihrer Erinnerung ein Vorfall mit ihrem Vater auf. Sie war damals vier Jahre alt und hatte sehr geweint, denn der Vater, der sie vom Kindergarten abholen sollte, hatte eine Stunde Verspätung. Alle anderen Kinder waren bereits fort, nur sie musste noch warten und fürchtete, ihr Vater könne sie vergessen haben. Ihr Vater verspätete sich jedes Mal beim Abholen, sodass sie immer allein mit der Aufseherin warten musste, die zudem noch sehr ungeduldig war. Als er ihre Tränen sah, schimpfte der Vater und sagte, sie sei doch schon ein großes Mädchen und müsse verstehen, dass so etwas vorkomme, schließlich sei er berufstätig. Von dem Tag an versuchte sie, nicht mehr zu weinen, hatte aber nach wie vor Angst, dass er sie vergessen hatte.

Nachdem sie mir von dieser schmerzlichen Erinnerung berichtet hat, sagt Paule mir, sie fühle, wie wichtig dieses Erlebnis sei, wisse aber nicht, was sie damit anfangen solle, denn „das ist ja Vergangenheit und typisch für Kinderängste“. Sie fügt hinzu, wie unglaublich sie es findet, dass ein verantwortungsbewusster Erwachsener „sich so wenig bewusst sein kann, was er jemandem damit antut“. Ich frage sie, was sie empfindet; sie antwortet unverzüglich, dass sie sehr wütend sei. Jetzt versteht sie, was sie mit dieser Emotion machen kann: sie ausleben, um sich selbst etwas Gutes zu tun. Danach berichtet sie mir, wie erstaunt sie darüber war, dass die Wut so extrem ausfiel. Außerdem hätte ihre Denke ständig dazwischengefunkt, und es sei ihr sehr schwergefallen, sie auszuschalten, um die Wut auf ihren Vater wirklich zu spüren und auszuleben.

Natürlich ist es schwer, eine starke Emotion zum Ausdruck zu bringen, die wir gegenüber einem geliebten Menschen wie unserem Vater, unserer Mutter oder unserem Partner haben. Unser Ego versucht ständig zu übernehmen, indem es uns sagt, dass man ihnen gegenüber unmöglich so empfinden darf. Wie wir bereits gesehen haben, müssen wir unsere Denke ausschalten, um in Kontakt mit der Emotion zu treten und uns die Erlaubnis zu geben, sie auch auszuleben. Es ist nicht der geliebte Mensch, den wir da in unserer Vorstellung töten wollen, sondern der Mensch, der uns in der entsprechenden Szene etwas gesagt oder angetan hat, das uns wütend oder traurig macht.

Nachdem sie diese Wut ausgelebt hat, erinnert sich Paule an andere Erlebnisse aus ihrer Kindheit. Sie erkennt, dass diese alle mit Gelegenheiten zu tun haben, bei denen sie sich von ihrem Vater, der ein sehr beschäftigter und gestresster Mann war, übergangen fühlte. Nach und nach ist sie immer entspannter in der Beziehung mit ihrem Freund. Sie hat auch weniger Angst davor, von ihm verlassen zu werden. Ihre Schlafstörungen sind verschwunden und sie fühlt sich nicht mehr „deprimiert“. Sie hat wieder Freude am Leben, und auf ihrer Arbeitsstelle läuft alles besser, da sie auch nicht mehr verbirgt, wenn sie gereizt ist. Sie lebt das schneller aus, allein und für sich, damit sie nicht angespannt sein muss. Eines Tages sagt sie, dass sie zusehends auflebt, womit sie sich ein schönes Geschenk macht, und das freut mich.

Was können wir aus Paules Erfahrungen lernen?

Paule hat an Verlassenheit gelitten, was sich in einer emotionalen Abhängigkeit zeigte, die ihre Beziehung zu zerstören drohte. Es ist ihr gelungen, von dieser Verletzung zu genesen, indem sie sich gestattete, um ihrer selbst willen zu existieren, und indem sie auf die OGE-Methode zurückgriff. Dadurch hat sie es geschafft, sich selbst Aufmerksamkeit zu schenken und sich selbst zu respektieren. Durch diesen Liebesbeweis gegenüber sich selbst hat sie ihr Leid beendet. Jetzt hat sie ein erfülltes Leben und eine harmonische Beziehung.

Es kommt häufig vor, dass ein Mensch, der als Kind erleben musste, wie es ist, verlassen zu werden, sein Selbstvertrauen verliert. Das liegt an seinen Ängsten und dem geringen Selbstwertgefühl. Baut so jemand eine Beziehung zu einem Einzelnen oder einer Gruppe auf, gibt er sich nicht das Recht zu existieren. Er wird alles versuchen, um von den Anderen geschätzt oder geliebt zu werden und ist dafür bereit, seine Selbstachtung aufzugeben. Im Gegenzug wird man ihn nicht respektieren. Er läuft Gefahr, genau das zu erleben, wovor er am meisten Angst hat: verlassen zu werden.

Bei Paule haben wir gesehen, dass die Lehren, die Betroffene mithilfe ihrer Denke daraus ziehen können, sie von einer Beziehung zur nächsten führen und in Mustern erstarren lassen, die man nur schwer durchbricht. Weil Paule sich aber gestattet hat, ihre Wut auf denjenigen auszuleben, der ihre Verlassenheit ursprünglich verursacht hat, ist es ihr gelungen, sich zu befreien. Sie hat sich die Liebe geschenkt, die sie als Kind von ihrem Vater nicht bekommen hat.

Jea

Kapitel 5

Gefallen wollen um jeden Preis

Ein Mensch, der an Verlassenheit leidet, fürchtet sich davor, im Allgemeinen wie auch in einer Beziehung verlassen zu werden. Das kann dazu führen, dass er im Alltag – sowohl im Privat- als auch im Berufsleben – eine Haltung einnimmt, die ihm schaden kann.

Jean

Jean ist 38 Jahre alt. Er arbeitet als Informatiker in einer Bank in einer Abteilung mit etwa fünfzig Angestellten. Er selbst hat einen direkten Vorgesetzten und einen Dienstleiter, leitet aber seit drei Jahren selbst ein Team aus 15 Personen. Er hat mit 22 Jahren bei der Bank angefangen und sich nach und nach hochgearbeitet. Jean ist seit zehn Jahren verheiratet und Vater einer achtjährigen Tochter und eines sechsjährigen Sohnes. Seine Beziehung läuft gut, auch wenn es „Höhen und Tiefen" gibt. Er gesteht, dass er nicht viel Zeit für die Familie hat, denn er arbeitet viel. Dadurch kommt es zu Spannungen mit seiner Frau, die sich immer häufiger darüber beklagt, zu Hause allein die Zügel in der Hand halten zu müssen und sowohl für die Erziehung der Kinder als auch für die finanziellen Belange zuständig zu sein. „Gott sei Dank hat sie keine bezahlte Arbeit, sonst wüsste ich nicht, wie es funktionieren sollte", gesteht er.

Doch Jean sucht mich nicht wegen seines Familienlebens oder seiner Partnerschaft auf. Er hat sehr viel beruflichen Stress und würde sich gern helfen lassen, damit er nicht länger an Schlaflosigkeit, Übermüdung und großer Gereiztheit leidet, die mit den Monaten immer stärker wird. Diese Nervosität zeigt sich nicht so sehr bei der Arbeit, sondern für seinen Geschmack und den Geschmack seiner Frau allzu häufig zu Hause. Außerdem hat er seit etwa drei Jahren fünf oder sechs Mal im Jahr eine starke Bronchitis, auch im Sommer. Diese hatte er seit seiner Kindheit nicht mehr, in der er regelmäßig daran erkrankte. Er sagt mir, dass es nicht so sehr die Arbeit als solche sei, die ihn belaste, sondern die Tatsache, für ein Team verantwortlich zu sein, denn dadurch trage er eine zusätzliche Last auf den Schultern.

Ich bitte ihn, mir das näher zu erklären, und er erzählt mir, dass er schon immer in einem guten Betriebsklima arbeiten wollte und dass er zu jeder Anstrengung bereit sei, um dieses Klima zu schaffen. Er versucht es so einzurichten, dass alle Menschen, die mit ihm zu tun haben, sich in seiner Gesellschaft wohlfühlen. Das war bereits in seiner Kindheit so, in der er sein Bestes gab, um seinen Eltern so wenig Probleme wie möglich zu machen, da „sie bereits mit dem älteren Bruder genug am Hals hatten, der ein notorischer Rebell war, mit dem [er sich] aber immer sehr gut verstand". Im Laufe seiner Ausbildung zum Informatiker stand er im Ruf, für ein gutes Klima zu sorgen, und kaum hatte er in der Bank angefangen, bemühte er sich, seinen Arbeitgeber stolz auf sich zu machen. So hat er sich allmählich hochgearbeitet und leitet nun ein beachtliches Team.

Seit ihm diese Verantwortung übertragen wurde, ist er angespannt und nervös. Das beunruhigt ihn umso mehr, als es sich auf seine Beziehung und seine Familie auszuwirken scheint. Dabei versucht er seit dem Beginn seiner Partnerschaft, „nicht autoritär oder herrisch zu sein, um keine Probleme zu schaffen". Für Jean ist es sehr wichtig, geschätzt und geliebt zu werden, und er denkt, dass er für die Anderen alles geben muss, um glücklich zu sein. Es macht ihn zufrieden, von glücklichen Menschen umgeben zu sein. Doch es kommt ihm vor, als erreiche er dieses Ziel seit einigen Jahren nicht mehr so, wie er sich das vorstellt. Woher kommen die Schlaflosigkeit und die Erschöpfung, über die er sich beklagt? Wie wir inzwischen wissen, handelt es sich um Zeichen, die sein Körper ihm schickt, um ihm eine wichtige Nachricht zukommen zu lassen, die er entweder ignoriert oder nicht dekodieren kann. Wie lautet diese Nachricht? Dass er angespannt und seine Denke sehr aktiv ist.

Jean erzählt mir, dass die Stimmung in seinem Team im Großen und Ganzen gut sei, dass zwei seiner Untergebenen ihm aber Kummer bereiten. Eine Mitarbeiterin verhält sich absolut respektlos ihm und den Kollegen gegenüber, wird aber von seinem direkten Vorgesetzten sehr geschätzt. Ein anderer verfügt nicht über die nötige Kompetenz, um bestimmte wichtige Aufgaben zu erfüllen. In beiden Fällen versucht Jean, das Problem zu beheben. Er versucht, mit der respektlosen Kollegin zu reden, damit sie sich nicht mehr so aggressiv verhält, ist aber aus Angst vor einem Rückfall ihrerseits immer auf der Hut. Wenn es dazu kommt, versucht er, ihr klarzumachen, dass sie so nicht weitermachen kann, denn er hat ihr schon viele Zugeständnisse gemacht, ohne im Gegenzug etwas zu erhalten. Das bekümmert ihn, „denn sie vermittelt den Eindruck, [ihn] nicht zu schätzen, obwohl [er sein] Möglichstes für sie [tut]". Außerdem sagen die anderen aus seinem Team immer häufiger, dass er dieser Frau zu viel Bedeutung beimisst. Stattdessen soll er durchgreifen und sich an den obersten Chef wenden. Er hat versucht, mit seinem direkten Vorgesetzten zu sprechen, doch dieser meint, nicht eingreifen zu müssen, weil man der Angestellten in Bezug auf ihre Arbeit nichts vorwerfen könne.

Außerdem hat sich Jean entschieden, den Kollegen zu unterstützen, der die nötigen Qualifikationen für die gestellten Aufgaben nicht mitbringt. Zusätzlich zu seiner eigenen Arbeit gibt Jean ihm Ratschläge und erledigt manchmal Aufgaben, die nicht seine sind, denn er „kann [sich] nicht vorstellen, gezwungen zu sein, ihn zu entlassen". Ich möchte wissen warum, und Jean sagt mir, dass er es nicht ertragen würde, die Vorwürfe und die Betroffenheit in den Augen des Untergebenen zu sehen, wenn er ihn entlässt.

Jean erkennt, dass er sich in Bezug auf sein Team in einer schwierigen Situation befindet, und dass ihm das Sorgen bereitet. Ihm ist bewusst, dass er nicht alle seine Mitarbeiter gleich behandelt, und dass es so nicht weitergehen kann. Doch er kann sich nicht dazu durchringen, die nötigen Entscheidungen zu treffen, denn er hat Angst vor den Reaktionen seiner zwei schwarzen Schafe. Das belastet ihn sehr und scheint der Hauptgrund für seine Schlaflosigkeit zu sein.

Ich erkundige mich, ob er sich am Arbeitsplatz angespannt fühlt und ob er mitten in der Nacht anfängt, über seine Probleme mit den Angestellten nachzugrübeln. Er bejaht das und erkennt so, dass er meistens nicht im Hier und Jetzt ist, sondern an die Zukunft denkt, die voller Ängste und Furcht ist: Angst vor Irrtümern, Angst, nicht als guter und humaner Chef geschätzt zu werden, Angst, unpopuläre Entscheidungen zu treffen, kurz, Angst davor, nicht geliebt zu werden. Jean macht sich bewusst, wie sehr sein ganzes Arbeitsleben von der Furcht bestimmt wird, nicht dem zu entsprechen, was die Anderen seiner Meinung nach von ihm erwarten.

Als er noch einmal nachdenkt, gibt Jean zu, dass es bei seiner Frau, die er sehr liebt, genauso ist. Er tut alles, damit sie sich nicht über seine arbeitsbedingte Abwesenheit beschweren muss. Er gesteht mir, dass er seine zwei engsten Freunde nicht mehr sieht, denn er legt Wert darauf, „dass sie so viel wie möglich von [seiner] wenigen Freizeit hat“. Dazu gehören auch Geschenke, die er ihr regelmäßig macht, um ihr zu gefallen, Urlaub in den Bergen, obwohl er lieber ans Meer fährt, und Treffen mit Freunden von ihr, die er nicht besonders mag.

Jean täuscht häufig Begeisterung vor, gibt aber zu, dass seine Frau ihm vorwirft, er mache nicht gern bei ihren Unternehmungen mit. Warum lügt er sie an und vertritt vor ihr nicht seine wahre Meinung? „Ich habe nicht das Gefühl zu lügen, denn im Grunde bin ich glücklich, wenn ich sie glücklich mache und es so einrichten kann, dass sie sich geliebt fühlt!“ Ich frage, ob er zufrieden damit ist, was er im Gegenzug von seiner Frau bekommt. Jean gesteht mir, dass er enttäuscht ist, da er meist nur missfallende Kommentare und wenig Zeichen der Zuneigung erhält, obwohl er alles in seiner Macht Stehende tut, um sich angenehm und entspannt zu geben. Ich wiederhole seine Antwort, damit er sie genau hört. Dann frage ich ihn, welche Angst sich hinter seinem Verhalten verbirgt. Er erkennt sehr schnell, dass er Angst davor hat, von seiner Frau nicht so geliebt zu werden, wie er es sich wünscht. Aber was will er genau von ihr?

„Ich hätte gern, dass sie mich dafür bewundert, was ich im Beruf alles für sie leiste, aber auch als Vater und Mann. Mir ist klar, dass sie immer mehr will, und dass es immer schwieriger für mich wird, ihren Anforderungen gerecht zu werden." Hat er mit seiner Frau darüber gesprochen? „Nein, dann gäbe es nur noch mehr Vorwürfe, auf die ich im Moment nicht scharf bin, da ich beruflich schon genug um die Ohren habe."

Spürt Jean eine Anspannung zwischen sich und seiner Frau? Er bestätigt das und gesteht mir, dass ihr Liebesleben seiner Frau und ihm große Probleme bereitet. Seine Frau scheint nämlich keine sexuelle Lust mehr zu empfinden, und das macht ihm Sorgen. Er gesteht mir aber auch, dass seine Leidenschaft ebenfalls nicht sehr groß ist, weil er so viel Stress hat. Das Thema wurde einmal von seiner Frau angesprochen, die ihm sagte, dass sie ihn nicht mehr anziehend findet, ihm aber gleichzeitig versicherte, dass sie ihn nicht mit einem anderen Mann betrügt. Ich möchte wissen, was er nach dieser Erklärung empfunden hat. „Das war nicht angenehm zu hören, aber das Wichtigste war zu wissen, dass sie keine Affäre hat."

Jean wird nach und nach bewusst, dass er unter dem Einfluss der Angst handelt, zu missfallen und nicht geliebt zu werden. Er ist erschüttert und erkennt, dass er sich seit seiner Kindheit davor fürchtet, nicht dem zu entsprechen, was seine Umgebung von ihm erwartet. „Ich habe 38 Jahre gebraucht, um das zu kapieren, und ich habe absolut keine Lust, so weiterzumachen. Was soll ich machen, um diese Angst loszuwerden?"

Jean übt sich darin, seine Denke so oft wie möglich auszuschalten, um mehr in der Gegenwart zu sein. Dennoch passiert es ihm häufig, dass er sich in der Zukunft oder der Vergangenheit wiederfindet. Er versucht herauszufinden, was er empfindet, wenn er die Kollegin, die ihn nicht respektiert, zu beruhigen versucht. Jetzt wird ihm seine Wut bewusst. Das Gleiche gilt, als er sich klar darüber wird, dass er einen Teil der Arbeit seines inkompetenten Untergebenen erledigt, wofür dieser ihm nicht einmal dankt. Schrittweise gelingt es Jean, diese ganze Wut für sich allein auszuleben. Ihm fällt auf, dass er sich nicht mehr so angespannt fühlt und nicht mehr so stark unter Schlaflosigkeit leidet. Im darauffolgenden Jahr setzt er durch, dass sein Untergebener entlassen und die Kollegin in ein anderes Team versetzt wird.

Parallel zu dieser Entwicklung wird Jean bewusst, wie sehr er seine Frau und seine Kinder vernachlässigt hat. Ihm ist klar, dass er Angst davor hat, allein zurückzubleiben, falls er ihren Erwartungen nicht entspricht. Er würde alles tun, um einen Konflikt mit seiner Frau zu vermeiden. Also ignoriert er lieber seine eigenen Bedürfnisse, statt ihr einen Grund dafür zu geben, ihn zu verlassen. Trotzdem weiß er, dass er nicht länger ignorieren kann, wie schlecht es um ihr Liebesleben bestellt ist. Nachdem er seine Denke ausgeschaltet hat, gelingt es Jean eines Tages, seine Frau um eine Erklärung für ihre Weigerung zu bitten, weiter mit ihm zu schlafen. Erstaunt entgegnet sie ihm, dass sie ihm bereits vor einigen Monaten auf diese Frage geantwortet habe, ohne dass er großartig reagiert hätte. Das hat sie tief verletzt, und ihr ist klar geworden, dass die Arbeit ihrem Mann viel wichtiger ist als sein Liebes- oder Familienleben. Jean schien weder in seiner Männlichkeit noch in seiner Ehre getroffen zu sein, als er erfuhr, dass sie ihn nicht mehr begehrte. Sie sagt ihm daraufhin, dass sie seit zwei Monaten einen Liebhaber hat, der ihr sehr guttut.

Jean erkennt, wie falsch es war, seine Ängste als einzigen Beweggrund für sein Verhalten anzusehen. Nach diesem Gespräch mit seiner Frau bringt er eine große Trauer zum Ausdruck, und es gelingt ihm, sich für seine häufige Abwesenheit zu entschuldigen, vor allem aber für seine Distanziertheit und den Mangel an echter Herzlichkeit. Seine Frau verspricht ihm, die Affäre zu beenden, was Jean sehr freut. Ist er wütend? „Nein, ich kann ihr ja schlecht böse sein, wo doch alles meine Schuld ist. Jetzt weiß ich, dass ich mich ihres Vertrauens würdig erweisen muss, damit ich eine solche Situation nicht noch einmal erlebe."

Jean will nicht nur um jeden Preis geliebt werden, er erkennt kurz nach dieser denkwürdigen Antwort auch, dass er bereit ist, über seine Emotionen hinwegzusehen, um zu erhalten, was er ersehnt. Er zieht eine Parallele zu den Mitarbeitern, die ihm im Büro solche Probleme bereitet hatten. Er ist verblüfft über seine Fähigkeit, Schläge einzustecken, und darüber, dass es nichts anderes auslöst als das unüberlegte, fast schon instinktive Verlangen, noch mehr für den Anderen zu tun, um sich auch weiterhin geschätzt oder geliebt zu fühlen. Seine Haltung macht die Situation in Wahrheit nur noch schlimmer. Jean erkennt das, als er erfährt, dass seine Frau ihren Liebhaber weiterhin trifft, obwohl sie das Gegenteil versprochen hatte.

Nach vielen Versuchen gelingt es Jean, seine Wut allein für sich auszuleben, um sich etwas Gutes zu tun. Daraufhin fühlt er sich stark genug, um von seiner Frau zu verlangen, ihre Affäre zu beenden und wieder mit ihm zu schlafen. Nach einigen Diskussionen, bei denen Jean ganz offen ist, beendet sie ihre Affäre. Die sexuelle Beziehung der beiden erwacht von Neuem, doch Jean hat nach wie vor Angst, nicht auf der Höhe der Erwartungen zu sein und von seiner Frau erneut betrogen zu werden. Er versucht so oft wie möglich, seine Denke auszuschalten und die restliche Wut auf seine Frau auszuleben, doch fühlt er sich immer noch sehr unsicher, wie er es nennt.

Von da an geht es Jean besser. Er leidet nur noch sehr selten an Schlaflosigkeit und fühlt sich viel entspannter, sowohl in Bezug auf seine Arbeit als auch seine Beziehung. Doch er hat nach wie vor immer wieder Bronchitis. Ihm fällt auf, dass es vor jeder Bronchitis zu einer Auseinandersetzung mit seinem sechsjährigen Sohn kommt, bei der er sehr aufbrausend ist. Sein Sohn ist ziemlich zappelig, gerät häufig in Wut und ist dann manchmal brutal zu seiner älteren Schwester oder seinen Freunden. Wenn Jean mit ihm schimpft, gibt er Widerworte oder versucht, ihm die Stirn zu bieten, was ihn aus der Fassung bringt.

Ich frage ihn, was er in Bezug auf diesen Sohn verspürt, der ihn ja nicht respektiert. Er sagt mir, dass er sehr traurig und gereizt ist. Außerdem erinnert ihn das daran, was er in seiner Kindheit mit dem Bruder erlebt hat. Jean war Zeuge, wie der ältere Bruder von den Eltern geohrfeigt und bestraft wurde. Er sagt: „Sie konnten nicht mehr und wussten auch nicht, was sie noch mit meinem rebellischen Bruder machen sollten. Ich kann nachvollziehen, dass sie so gehandelt haben, aber ich finde auch, dass sie zu sehr auf ihn fixiert waren, was manchmal sehr ungerecht war."

Jean ist sich im Klaren darüber, dass er mit seinem Sohn keinesfalls dasselbe durchmachen will. Doch er weiß nicht, wie er sich verhalten soll. Er weiß, dass er die Wut und die Trauer ausleben muss, die er gegenüber seinem Sohn empfindet. Erst dann kann er in sich nach der Lösung für die Probleme suchen, die er mit seinem Sohn hat. Einige Zeit später gelingt ihm genau das, und das tut ihm gut. Er merkt jedoch, dass er bei diesem Thema auch weiterhin sehr sensibel ist. Außerdem ergreift seine Frau ziemlich häufig Partei für den Sohn, was Jean sehr stört. Nachdem er sich erlaubt hat, seine diesbezügliche Wut auf sie auszuleben, fühlt er sich besser, ist aber nach wie vor angespannt angesichts der Situation. Er will von mir wissen, wie oft er denn seine Wut ausleben muss, bevor er sie ganz los ist. Er bemerkt auch, dass es wieder zu Spannungen mit ihr kommt. Seine Frau wirft ihm vor, sie ständig zu kritisieren, obwohl sie nur darauf achtet, dass er dem Sohn gegenüber nicht zu streng und zu schroff ist.

Nachdem er einmal mehr die Wut auf seine Frau zum Ausdruck gebracht hat, bemerkt Jean den enormen Frust, den er in Bezug auf seine Eltern empfindet. Sie hatten sich immer viel mehr um seinen Bruder gekümmert als um ihn, denn Jean war ja ein braves, problemloses Kind. Jean ist überrascht angesichts der Erinnerungen, die in ihm hochkommen und die er vollkommen vergessen hatte. So erinnert er sich plötzlich an mehrere Vorfälle, bei denen er sich komplett übergangen fühlte und für seine Eltern gar nicht zählte. Daraufhin beginnt Jean mit einer grundlegenden Reinigung aller Wut- und Trauergefühle, die er sorgfältig verdrängt hatte. Ganz allmählich wird er immer gelassener und lebt nicht mehr in ständiger Angst. Ihm fällt auf, dass er seiner Frau gegenüber viel sicherer auftritt und dass „sie sich entgegen [seiner] Erwartung mehr zu *diesem* Mann hingezogen fühlt als zu den Haltungen, die [er] ihr gegenüber früher eingenommen hatte".

Was können wir aus Jeans Erfahrungen lernen?

Jean ist ein gutes und leider nicht seltenes Beispiel für die möglichen Reaktionen von Kindern, die sich einmal verlassen fühlten. In seinem speziellen Fall wurde nicht wirklich jemand verlassen. Doch seine Eltern wurden von anderen Problemen auf Trab gehalten und verloren deshalb aus den Augen, dass ihr Kind Liebe und Zuwendung braucht. Es kann auch vorkommen, dass Probleme finanzieller, beruflicher, familiärer oder anderer Art den Grund für einen Mangel an Liebe darstellen, den ein Kind empfindet. Sehr häufig reagieren solche Kinder, indem sie besonders brav sind und alles tun, um ihre Eltern nicht zu stören. Das Gegenteil tritt wesentlich seltener ein: Die Wut eines Kindes macht aus ihm einen Rebellen, ein quirliges oder sogar gewalttätiges Kind, das alles tut, um die Aufmerksamkeit auf sich zu lenken.

In beiden Fällen versuchen Kinder, sich an die Umgebung anzupassen, in der sie leben, um so an die einzige Nahrung zu kommen, mit der sie wachsen und gedeihen können: Liebe. Wenn sie nicht bekommen, was sie wollen und brauchen, dann entwickelt sich eine sehr starke Denke, die beim Überleben hilft. Die Verteidigungsstrategie aus der Kindheit begleitet auch die Erwachsenen mit allen denkbaren Folgen für das Leben in einer Beziehung.

Pau

Kapitel 6

Angst vor Konflikten

Ein Konflikt ist nicht unbedingt angenehm, auch wenn es heilsam sein kann kann, die Punkte zu klären, über die man streitet. Ein Konflikt kann einem Paar viel Kraft geben, solange der Streit mit Respekt geführt wird. Er kann eine Beziehung sogar voranbringen, sie stabiler machen und mittelfristig auch konfliktfreier.

Manche Menschen ertragen keine Konflikte, weil sie darin die Ursache von Gewalt sehen. All das hängt natürlich von dem Bild ab, das wir uns von einem Konflikt machen: Ist er eine einfache Gegenüberstellung, die eines konstruktiven und ruhigen Austauschs bedarf, oder ein Krieg zwischen zwei Menschen, die jeder dem anderen den eigenen Blickwinkel aufdrängen wollen. Im ersten Fall hat jeder der beiden seine Wut vorab eliminiert. Im zweiten Fall wird die aufgestaute Wut in Form von Zornesausbrüchen auf dem anderen abgeladen, was mangelnden Respekt und Gewalt zur Folge hat. Wir werden sehen, dass ein an Verlassenheit Leidender häufig dazu neigt, Konflikten aus dem Weg zu gehen, weil er hofft, dadurch dem entgehen zu können, wovor er am meisten Angst hat: verlassen zu werden.

Pauline

Pauline ist 42 Jahre alt. Sie arbeitet seit etwa zehn Jahren als Prokuristin in einer Bank. Sie lebt seit 14 Jahren mit ihrem Freund zusammen und sagt mir, dass es ganz gut funktioniere, weil sie alle erforderlichen Zugeständnisse macht, damit ihr Leben so ruhig und ausgeglichen wie möglich verläuft. Ihr Partner ist ihrer Meinung nach cholerisch und ein ziemlicher Macho, andererseits aber auch großzügig und in beruflicher Hinsicht sehr ernsthaft. Sie haben gerade eine schwere Zeit hinter sich, von der sie sich nur mühsam erholt: Sie fühlt sich erschöpft, leidet an Schlaflosigkeit und macht Fehler bei der Arbeit, was ihr sonst nie passiert. Sie ist überaus reizbar und weint wegen jeder Kleinigkeit, wie sie sagt. All diese Symptome sind plötzlich aufgetreten, und zwar nach den Spannungen zwischen ihr und ihrem Freund.

Pauline hat vor vier Monaten bei einem Abendessen mit ihrer besten Freundin erfahren, dass ihr Partner seit sechs Monaten eine Beziehung mit einer anderen Frau hat. Das war „wie eine Bombe, die in [ihr] explodierte". Nach dem ersten Moment der Bestürzung hat sie ihren Freund zur Rede gestellt, der die Affäre zuerst geleugnet, dann aber zugegeben hat. Anschließend hat er ihr alles erklärt, sich entschuldigt und ihr gesagt, dass er die Affäre beenden werde, um sich ganz seiner bestehenden Beziehung zu widmen. Sie hat sich ihm gegenüber sehr passiv verhalten, denn sie wollte seinen Zorn nicht zu spüren bekommen. Da er sich entschuldigt und beschlossen hat, die andere Frau zu verlassen, hat sie nur wenig darüber gesagt, was sie von seiner Untreue hält, „um nicht noch Öl ins Feuer zu gießen". Einige der angeführten Erklärungen haben ihr wehgetan und liegen ihr schwer im Magen, vor allem die, dass er sich in dieses Abenteuer gestürzt habe, weil er sich im Bett mit ihr langweile.

Seither bemüht sie sich, ihren Freund zufriedenzustellen. Da sie aber keine Rückmeldung erhält, fragt sie sich, ob sie wirklich seinen Erwartungen entspricht. Pauline gibt zu, ihr Selbstvertrauen verloren zu haben. Doch auch das Vertrauen in ihren Freund ist seit der Entdeckung seiner Affäre dahin. Am meisten enttäuscht sie, dass der Betrug weitergegangen wäre, wenn ihre Freundin ihr nicht die Augen geöffnet hätte.

Ich möchte von Pauline wissen, was sie empfindet. Sie sagt mir, dass sie sehr enttäuscht und traurig ist. Sie hat viel geweint, allein, aber auch vor ihrem Freund, und das hat ihr gutgetan. Sie gibt auch zu, sehr wütend zu sein, aber „wenn man wie [sie] Konflikte hasst, sagt man seinem Freund lieber nichts davon. Der ist auch noch cholerisch, und [sie] würde die Beziehung damit nur vergiften". Auch ihr halte ich den Vortrag über den Unterschied zwischen der Wut als einer natürlichen Emotion und dem Zornesausbruch, der aus einer Anhäufung nicht gelebter, von der Denke blockierter Wut entsteht. Sie erkennt, dass ihr Partner sehr viel nicht ausgelebte Wut in sich tragen muss, um so cholerisch zu sein. Sie erklärt mir, dass sie immer als Erste leidet, wenn es zu einem Konflikt mit jemandem kommt, und dass der Schmerz verschwindet, sobald wieder Friede herrscht. Daher auch die Haltung, die sie seit Beginn ihrer Beziehung einnimmt: „Nur kein Konflikt, auch wenn ich manchmal meinen Ärger hinunterschlucken muss!"

Pauline erzählt mir, dass sie seit ihrer Kindheit so ist, denn auch ihre Eltern verabscheuten Tränen und Schreie, obwohl ihr Vater gelegentlich explodierte. Sie erinnert sich, manche Taten ihrer Eltern ihr gegenüber als ungerecht empfunden zu haben. Doch sie weiß auch noch, dass sie meist den Mund gehalten hat, um sich nicht vorwerfen zu lassen, sie sei ein freches und unerträgliches Gör. Schrie sie doch einmal ihre Eltern an, was sehr selten vorkam, ignorierten diese sie einvernehmlich und sprachen nicht mehr mit ihr. So konnte es mehrere Tage gehen. Das war die schlimmste und härteste Strafe, an die sie sich erinnern kann. Sie fühlte sich zurückgewiesen, ausgeschlossen und „litt ein Martyrium", umso mehr, als sie diese Strafe ungerecht fand. Sie war der Meinung, dass es gute Gründe dafür gab, wütend zu sein. Doch Pauline hat gelernt, dass es nichts bringt, seine Wut auf einen Menschen zum Ausdruck zu bringen. Stattdessen „muss man sich zurückhalten, um die gute Stimmung wiederherzustellen". Damit fuhr sie besser und konnte so feststellen, dass dieser Ansatz der richtige war.

So etwas hört man häufig von denen, die alles tun, um Konflikten aus dem Weg zu gehen: Sie konnten austesten, dass es nichts bringt, andere mit der eigenen Wut zu konfrontieren. Es ist besser, sie für sich zu behalten. Wir können dieser Formulierung und diesem Vorgehen nur zustimmen, vorausgesetzt, dass der Betroffene sich zugesteht, seine Wut allein für sich auszuleben, um die Anspannung loszuwerden, die durch das Blockieren der Wut entsteht. Meist jedoch behält der Angegriffene seine Emotionen für sich, weil er sich sagt, er wolle den Anderen nicht kränken oder im Gegenzug die Wut des Anderen zu spüren bekommen, was sich in seiner Vorstellung zu einer Spirale der Gewalt auswächst. Welche Befürchtung steckt wirklich hinter der Weigerung, seine Wut auszuleben? Einmal mehr die Angst davor, verlassen zu werden, obwohl sie dem Betroffenen meist völlig unbewusst ist.

Als sie mir erklärt, warum sie Konflikten mit ihrem Freund aus dem Weg geht, hat Pauline keinen blassen Schimmer davon, eine typische Verlassene zu sein, die alles in ihrer Macht Stehende tut, um zu verhindern, wovor sie sich am meisten fürchtet: erneut zurückgewiesen zu werden. Außerdem hat sie ja die Gewissheit, dass ihre Reaktion richtig ist und ihr mehr einbringt, als ihren Freund von ihrer Wut wissen zu lassen. Dass sie sehr enttäuscht und traurig über seine Haltung ist, kann sie ihm sehr wohl sagen, ohne eine Zurückweisung seinerseits fürchten zu müssen. Aber wohin mit ihrer Wut? Die kann sie nur verdrängen, was die Erschöpfung, die Schlaflosigkeit, die Konzentrationsschwäche und den Verlust des Selbstvertrauens zur Folge hat. All diese Symptome sind Zeichen, die Paulines Körper als ihr bester Freund ihr schickt. Sie soll erkennen, dass sie etwas tut, was ihr selbst schadet, und dass ihre Denke das Kommando hat.

Täuschen wir uns nicht: Ihr Körper befiehlt ihr nicht, eine andere Haltung einzunehmen und zum Beispiel ihren Freund anzugreifen oder zu verlassen, sondern vielmehr, sich das Recht zu gewähren, als Pauline zu existieren und nicht als jemand, der in Angst lebt. Pauline ist eine Frau, die im gegenwärtigen Moment existiert, Emotionen verspürt und diese für sich allein auslebt, um nicht länger so angespannt zu sein. Dank ihrer Intuition und ihrer Fähigkeit zu empfinden kann sie Dinge tun, die zu ihr passen, ohne darauf zu achten, was ihre Denke ihr vorschreiben will. Ihr Fehler ist es nicht zu schweigen, sondern nichts mit ihrer Wut anzufangen, sich dadurch außerhalb der Gegenwart zu befinden, deshalb das Vertrauen in sich und ihren Freund zu verlieren und gleichzeitig Angst zu haben vor seiner Reaktion. Dieses Vorgehen führt zur Anspannung, welche sich in den genannten Symptomen äußert.

Es ist von größter Wichtigkeit, das zu verstehen, um entschlüsseln zu können, was der Körper ihr sagen will. Er bestraft sie nicht, weil sie den falschen Weg genommen hat, sondern lenkt ihre Aufmerksamkeit auf etwas, das wir wie folgt zusammenfassen könnten: „Du achtest und liebst dich gerade selbst nicht." Unser Körper ist kein Lehrer und kein Moralist. Er steht uns zur Verfügung, um unsere Aufmerksamkeit darauf zu lenken, ob wir uns achten oder nicht. Im ersten Fall sind wir entspannt, im zweiten angespannt. So einfach ist das. Außerdem sind wir rund um die Uhr mit ihm zusammen. Und das bedeutet, dass wir in jedem beliebigen Augenblick wissen können, ob wir uns respektieren oder nicht.

Die Macht der Denke ist groß. Sie setzt alles daran, um uns vergessen zu lassen, dass unser Körper mit uns spricht. Ganz oft gelingt es ihr sogar, dass wir ihn hassen. Sie überzeugt uns davon, dass er unser schlimmster Feind ist, denn er ist verantwortlich für all unsere körperlichen und seelischen Leiden und gehorcht ihr nicht. Daher kommt es auch, dass wir uns manchmal dabei ertappen, Dinge zu denken wie: „Ich wusste intuitiv, dass es besser gewesen wäre, die letzte Abfahrt nicht zu machen, aber um meinem Sohn eine Freude zu bereiten, habe ich die Skier wieder angeschnallt. Und dann habe ich mir das Bein gebrochen." Unsere Gedanken standen hier im Gegensatz zu unserer Intuition und unseren wahren Wünschen. Wir haben uns nicht respektiert und deshalb ist der Unfall passiert. Der Bruch ist keine Bestrafung, sondern eher eine Lehre, die unser wahres Ich oder unser innerster Kern uns erteilen will. Die Version dieses Geschehens, die unsere Denke präsentiert, läuft dieser Feststellung zuwider: „Dieser verdammte Körper schafft es nicht, korrekt auszuführen, was ich für gut halte; ich hasse ihn!" Sehen wir genauer hin, stellen wir fest, dass wir bei diesen Worten angespannt sind. Das ist ein Zeichen unseres Körpers, der uns davor warnen will, dass die Denke präsent ist.

Natürlich stehen sich diese beiden Sichtweisen gegenüber. Das ist nicht erstaunlich, denn unser Ego bringt uns immer dazu, gegen uns selbst zu kämpfen und uns folglich in jeder Hinsicht kleiner zu machen. Wenn wir unsere Denke ausschalten, was das sofortige Verschwinden der Anspannung zur Folge hat, dann ist die Lektion eine milde, auch wenn die Rechnung, die unser Körper uns präsentiert, gesalzen erscheinen mag.

Pauline kann nachvollziehen, dass sie sich nicht respektiert, und dass ihr Körper ihr das begreiflich machen will. Sie versucht, ihre Denke auszuschalten, um die Anspannung in ihrem Körper zu verringern. Als es ihr gelingt, bemerkt sie, dass ihr Selbstvertrauen sofort zurückkehrt, solange sie im gegenwärtigen Moment bleibt. Außerdem hat sie dann auch keine Angst mehr vor den Zornesausbrüchen ihres Freundes. Sie stellt auch fest, dass sie sehr wütend ist, wenn sie an ihn denkt: wütend über seine Untreue, wütend über manche seiner Entschuldigungen, wütend über die Frau, mit der er sie betrogen hat, wütend über alles, was sie in sexueller Hinsicht versucht hat, wütend auf die fehlende Anerkennung ihres Freundes... Pauline ist angesichts dieser Feststellung ganz durcheinander: „Ich hätte nie gedacht, dass so viel Gewaltpotenzial in mir steckt! Ich dachte, ich wäre eine ruhige und sanfte Frau, und jetzt stelle ich fest, dass dem nicht so ist. Ich bin aufgewühlt, gewalttätig und fast schon gestört."

Zu dieser Reaktion kommt es häufig, wenn jemand Kontakt zu seinen Emotionen aufnimmt. Die Denke übernimmt schnell wieder die Leitung und verteufelt die verspürten Emotionen. Die Betroffenen werden sich bei dieser Gelegenheit auch bewusst, dass sie sich angewöhnt haben, nichts mehr zu empfinden, obwohl sie auf viele Vorfälle in ihrem Alltag emotional reagieren. Da kann Pauline es natürlich mit der Angst zu tun bekommen (wieder die Denke!) und sich einreden, dass sie ein bisschen gestört ist, weil sie aufgrund von „Kleinigkeiten" so viel empfindet.

Wenn wir die Kinder beobachten (und wir waren ja alle einmal Kinder), stellen wir fest, dass sie Emotionen empfinden, die auszuleben sie sich im Hier und Jetzt ganz selbstverständlich gestatten. Mit erstaunlicher Geschwindigkeit folgen auf die Wut Tränen und große Freude...

Wir wurden so erzogen, dass wir nicht vor aller Welt zeigen, was wir empfinden, aber das heißt doch nicht, dass wir gar keine Emotionen mehr haben.

Nach einigen Versuchen gelingt es Pauline, ihre Denke zum Schweigen zu bringen und einen Teil der blockierten Wut auszuleben. Das tut ihr gut und entspannt sie. Doch sie verfällt nach wie vor in Panik bei der Vorstellung, ihren Freund zu fragen, was sie mir gegenüber ganz beherrscht und selbstverständlich formuliert: Er soll ihr höflich und frei von Aggressionen erklären, was ihn bewogen hat, sich anderweitig umzuschauen. Sie möchte das verstehen, damit sie beide daraus schlussfolgern können, ob ihre Beziehung eine Zukunft hat oder nicht. Sie möchte auch wissen, ob die Affäre mit dieser Frau wirklich beendet ist, denn da ist sie sich nicht so sicher.

Kaum fasst sie die Möglichkeit ins Auge, ihrem Freund diese Fragen zu stellen, schon fühlt Pauline sich angespannt und hat erneut Angst. Sie neigt nach wie vor reflexhaft dazu, ihre Verstimmung nicht zu zeigen, „denn [sie] weiß, dass dieser Konflikt nichts Gutes bringen wird". Mir gegenüber behauptet sie zu verstehen, dass dem nicht so sein wird, da sie sich selbst respektiert, wenn sie sagt, was sie wirklich denkt. Und dann wird auch ihr Freund sie respektieren. Dennoch empfindet sie eine dumpfe Angst. Jedes Mal, wenn sie versucht, zur Tat zu schreiten, spürt sie eine „völlig unerklärliche" Blockade und schreckt zurück. Das ärgert sie sehr, und sie ist einverstanden damit, das auszuleben.

Nachdem sie ihre Denke ausgeschaltet hat, erinnert Pauline sich an einen Vorfall, nach dem ihre Eltern zwei Tage lang nicht mit ihr gesprochen hatten. Sie war damals drei Jahre alt und viele Stunden lang allein geblieben, weil die Babysitterin, die auf sie aufpassen sollte, nicht kommen konnte und es auch nicht geschafft hatte, ihre Mutter darüber zu informieren. Die Mutter hatte Pauline nur gesagt, dass sie weg müsse, um etwas Wichtiges zu erledigen, dass sie bald wiederkäme und dass die Babysitterin sicher gleich da sei. Pauline erinnert sich, dass sie vor Angst wie gelähmt war, als ihre Mutter das Haus verließ. Die folgenden Stunden sind ihr wie eine Ewigkeit vorgekommen. Sie hatte sich am Bettende zusammengekauert und nicht gewagt, etwas zu unternehmen. Bei der Rückkehr ihrer Eltern hatte sie lange geweint und geschrien. Die Eltern hatten vergeblich versucht, sie zu trösten und sie schließlich in ihrem Zimmer eingeschlossen, da sie ihr Geschrei und ihre Tränen nicht mehr ertrugen. Sie hatten sie auch nicht zum Abendessen geholt, denn sie hatte immer noch geweint und sich auf dem Boden hin und her gewälzt. Schließlich war es ihr gelungen, sich zu beruhigen, doch während zweier ganzer Tage hatten die Eltern außer einigen grundsätzlichen Anweisungen kein Wort mit ihr gewechselt.

Diesen Vorfall noch einmal zu durchleben, ruft bei Pauline eine schreckliche Wut hervor. Sie schafft es, diese auszuleben, wenn auch in mehreren Etappen, in der Natur und ganz für sich. Als sie diese Wut vollständig ausgelebt hat, erkennt sie die Verbindung zwischen ihrer Konfliktangst und der erlittenen Bestrafung in ihrer Kindheit. Ihr wird klar, dass sie damals versucht hat, ihren Eltern zu erklären, wie verlassen sie sich während der Abwesenheit der Mutter gefühlt hat. Sie weiß nun, dass sie seit ihrem dritten Lebensjahr alles versucht hat, um nie wieder dieses Gefühl des Verlassenseins durchleben zu müssen: Sie hat sich in emotionaler Hinsicht gewappnet und sich eine Persönlichkeit erschaffen, die alles toleriert und akzeptiert, was andere ihr sagen oder tun könnten. Sie erkennt, dass sie im Gegenzug nur sehr selten respektiert wurde, was sie erneut sehr wütend macht.

Nach einigen Monaten des Zögerns gelingt es Pauline, das gewünschte Gespräch mit ihrem Freund zu führen. Zu ihrer Überraschung bleibt er ruhig und zeigt keinerlei Aggressivität. Er gesteht ihr jedoch, dass er die Beziehung zu der anderen Frau nicht beendet hat. Nachdem sie ihre Wut und Enttäuschung allein für sich ausgelebt hat, beschließt Pauline, Schluss zu machen, und fühlt sich danach sehr erleichtert.

Der gesamte Prozess hat ohne jeden Konflikt stattgefunden, und das erstaunt Pauline. Sie ist durchaus stolz auf sich, aber auch immer noch überrascht, dass man gewisse Standpunkte im Leben vertreten kann, die dem Anderen nicht schmecken, ohne dass man dafür bestraft oder verlassen wird. Ihre Beziehung ist zwar beendet, doch sie hat die Entscheidung für sich getroffen. Sie ist wieder Herrin über ihr Leben, statt wie zuvor die Sklavin ihrer Denke.

Was können wir aus Paulines Erfahrungen lernen?

Menschen, die an Verlassenheit leiden, können sich zu einem konfliktfreien Leben hingezogen fühlen. Natürlich träumt jeder davon, so wenig Konflikte wie möglich zu haben, doch ein Verlassener fürchtet die Zurückweisung, die einem Streit mit dem Partner folgen kann. Er wird alles tun, um seinen Widerstand gegen das, was der Partner gesagt oder getan hat, nicht zu zeigen. Das Schweigen angesichts von Tatsachen, das Verneinen derselben, Ausweichen und vorgetäuschtes Ignorieren können so zu „Trumpfkarten" werden. Manchmal geht der Betroffene sogar so weit, eine Pseudo-Wirklichkeit zu erfinden und gar nicht mehr zu hören, was sein Partner zu ihm sagt. So verneint manch einer das Offensichtliche, denn er möchte einfach nichts mit der Realität zu tun haben, die zu einem Konflikt führen oder ihn zwingen würde, die Entscheidung zu treffen, seine Beziehung zu beenden.

Dieses Handeln geschieht oft automatisch und unbewusst. Der Betroffene ist nicht feige oder naiv, es mangelt ihm auch nicht an Intelligenz oder analytischem Denken. Es geht einfach um die Furcht davor, noch einmal erleben zu müssen, was ihn seit seiner Kindheit verfolgt: erneut verlassen zu werden. Also ist alles recht, um zu vermeiden, dass es so weit kommt. Dafür ist er bereit zu leiden und akzeptiert, dass sein Körper sich mittels verschiedener Symptome und Krankheiten zu Wort meldet.

Kapitel 7

Der Konflikt als Mittel der Bestätigung

Für manche sind Konflikte gleichbedeutend mit Unstimmigkeiten in einer Partnerschaft, für andere gehören sie zu einer funktionierenden Partnerschaft einfach dazu. Jedem Menschen ist es freigestellt, sich eine eigene Meinung zu dem Thema zu bilden und zu leben, was er empfindet, selbstverständlich unter der Bedingung, dass er sich selbst und den Anderen dabei respektiert. Manchmal kommt es vor, dass ein Verlassener den Konflikt braucht, um sich bestätigt zu fühlen und sich davon zu überzeugen, dass er nicht wegen der Schwäche, die er in sich trägt, verlassen werden kann.

Marie und Antoine

Marie ist 35 Jahre alt. Sie ist Sekretärin in einer Bank und hat Antoine vor fünf Jahren geheiratet. Sie haben sich vor zehn Jahren kennengelernt und bereits drei Jahre vor der Hochzeit zusammengewohnt. Sie haben lange gezögert zu heiraten, denn ihre Beziehung war immer chaotisch. Beide sind nämlich sehr besitzergreifend, legen aber auch großen Wert auf ihre Freiheit. Sie unternehmen gern etwas allein mit den eigenen Freunden, doch danach gibt es Probleme, denn jeder wirft dem Anderen vor, ihn ignoriert und manchmal auch betrogen zu haben.

Marie kann Antoines Reaktionen nachvollziehen, findet sie aber schwer erträglich. Trotzdem möchte sie ihr Leben nicht ändern. Sie ist der Meinung, ihr Mann müsse akzeptieren, dass sie etwas unternimmt und ihre Freunde auch ohne ihn trifft. Außerdem müsse er aufhören, ihr Absichten zu unterstellen, die sie nicht hat. Sie ist sich im Klaren darüber, dass sie genauso handelt, wenn Antoine mit Freundinnen ausgeht. Ihre Beziehung bietet grundsätzlich Konfliktmaterial, denn weder der eine noch der Andere ist bereit nachzugeben, wenn sie sich streiten.

Marie nimmt bei ihrem Mann eine starke Aggressivität wahr. Diese zeigt sich häufig in Schimpftiraden oder ganzen Tagen, an denen er sich völlig in sich verschließt, als wäre er verletzt. Er ist nicht bereit, über die Ursachen dieser Schweigeperioden zu reden, in denen er seine Frau total ablehnt. Natürlich reagiert auch Marie emotional auf diese Haltung, die sie „unmöglich" findet. Wenn er dann sein Schweigen bricht, neigt sie dazu, ihm Vorwürfe zu machen und ihn ihrerseits anzugreifen. Sie wirft ihm vor, dass er keinerlei Respekt vor ihr habe und dass sein Schweigen sie nicht gerade ermuntere, sich um eine Verbesserung ihrer Beziehung zu bemühen. Diese Szenen enden regelmäßig damit, dass sie Sex haben, „der häufig ziemlich hitzig ist (ohne dass es wirklich zu körperlicher Gewalt kommt) und [sie] beide auf [ihre] Weise befriedigt".

Marie gesteht mir auch, dass es Zeiten gibt, in denen sie keine Lust mehr hat, ihren Mann von seinen beruflichen Problemen reden zu hören oder zuzuhören, wie er sich über Kleinigkeiten aufregt. Sie findet seine Reaktionen häufig negativ und verbittert. Sie ist der Meinung, viel positiver eingestellt zu sein als er. Für sie ist das Glas eher halb voll als halb leer, was ihrem Mann nicht passt. Wenn er nicht mit ihr übereinstimmt, hat sie den Eindruck, von ihm verurteilt und manchmal sogar als Mensch abgelehnt zu werden.

Seit sie zusammenleben, hat Marie etwa zehn Kilo zugenommen. Deshalb fühlt sie sich nicht wohl in ihrem Körper, was sie sehr stört und ihre Angst davor, betrogen zu werden, erhöht. Sie sagt mir, dass sie Antoine liebt und nicht verlassen will. Sie findet, dass auch er sich Hilfe suchen müsse, um zu erkennen, wie sie ihre konfliktbeladene Beziehung ändern könnten. Sie hat mit ihm darüber gesprochen, was sie vorhat, und ihr Mann hat gesagt, er sei damit einverstanden, eine Paartherapie zu machen, wenn sich dadurch etwas verbessere... Also fragt Marie mich, ob ich damit einverstanden bin, wenn sie mit Antoine kommt, damit beide sich frei von Aggressionen und in Gegenwart einer neutralen Person austauschen können. Ich stimme zu, weise sie aber gleichzeitig darauf hin, dass ich kein Paartherapeut bin. Ich führe ihr auch vor Augen, dass sie früher oder später jeder für sich daran arbeiten müssen, ihre Probleme zu lösen. Denn die lassen sich unter keinen Umständen durch das Paar und schon gar nicht durch den Anderen regeln. Meine Rolle besteht zuerst einmal darin, den respektvollen Austausch zwischen den beiden zu fördern, damit jeder der beiden für sich klarer sehen kann.

Antoine ist 37 Jahre alt. Er ist in einem Unternehmen für Versandhandel angestellt. Er weiß, dass er dazu neigt, die schlechten Seiten des Lebens zu sehen, hält sich aber für realistisch, nicht für pessimistisch. „Das Leben ist alles andere als ein Märchen, der Mensch ist alles andere als gut und selbstlos. Etwas anderes zu glauben, wäre komplett naiv." Marie entgegnet, dass ihre Sichtweise allein ihre Angelegenheit sei und sie die pauschalen Verurteilungen ihres Mannes nicht hinnehme. Ich bitte die beiden, keine Allgemeinplätze über so unspezifische Themen zu verwenden, sondern mir eher ein praktisches Beispiel für ihre Verschiedenheit zu liefern.

Daraufhin erwähnt Marie die Unternehmungen mit den jeweiligen Freunden, die regelmäßig zu Spannungen zwischen den beiden führen. Wenn sie sich mit Freundinnen trifft, fragt Antoine höhnisch, worüber sie wohl wieder geredet hätten in den vielen Stunden, die sie miteinander verbrachten. Er ärgert sich anscheinend, dass sie so viel miteinander lachen können, und fragt, ob sie etwa über ihn gelacht haben. Dabei spricht Marie mit ihren Freundinnen kaum über ihr Eheleben, denn sie hat „keine Lust, [sich] unerfreuliche Kommentare zu [ihrer] Beziehung anzuhören, von der jeder weiß, dass sie problematisch ist". Wenn sie mit Freunden ausgeht, die sie seit Langem kennt, fallen Antoines Kommentare noch viel härter und bissiger aus. Außerdem fragt er dann laut Marie auch immer sehr schnell, ob sie es mit diesem oder jenem „getrieben" habe. Er scheint keinerlei Vertrauen in sie zu haben und kann nicht verstehen, dass sie mit einem Freund essen gehen kann, ohne sich „wie eine Schlampe zu verhalten, die mit dem Erstbesten in die Kiste hüpft".

Während Marie das erzählt, ist Antoine sehr angespannt und jederzeit bereit, aufzuspringen und seine Frau zu unterbrechen. Man spürt, dass er peinlich berührt ist, als er hört, was sie sagt, und sauer, weil sie ihn so bloßstellt. Er platzt heraus, dass an dem Gesagten etwas Wahres ist, dass es aber auch völlig normal sei, wissen zu wollen, ob die eigene Frau einen betrügt oder nicht. Außerdem ist er sich sicher, dass sie und ihre Freundinnen über ihre Männer und Partner lästern. „Der Beweis ist doch, dass Marie keinen Sex mit mir haben will, wenn sie von diesen Abenden zurückkommt." Marie antwortet, das Letzteres häufig wahr sei, weil Antoine so sarkastisch ist und sie das nicht erträgt. Deshalb hat sie auch keine Lust, mit ihm zu schlafen. Antoine zuckt mit den Schultern und sagt zu mir: „Sie sehen ja, dass ich recht habe."

Ich erkundige mich bei Antoine, ob es ihm lieber wäre, wenn seine Frau nicht mehr ohne ihn ausgeht. „Nein, ich gehe ja schließlich auch mit Freunden und Freundinnen aus, und darauf möchte ich nicht verzichten!" Er fügt hinzu, dass Marie genau wie er reagiert, wenn er sich mit Freundinnen trifft. Sie sei so eifersüchtig, dass es unerträglich für ihn ist. Einmal habe er deshalb sogar gelogen. Marie hat diese Lüge aufgedeckt. „Seit diesem Vorfall ist es jedes Mal die Hölle, wenn er allein mit Freunden und Freundinnen ausgehen will."

Antoine weiß, dass er oft übertrieben reagiert, doch er fürchtet, dass seine Frau naiv ist und nicht merkt, dass „ihre Freunde sie nur anmachen, um an ihr Ziel zu kommen". Marie reagiert heftig und sagt ihm, dass diese Bemerkung unmöglich ist. Unter dem Vorwand, sie beschützen zu wollen, erklärt er sie zur „verantwortungslosen Idiotin, die nicht genug Grips hat, um zu erkennen, ob ein Mann sie anziehend findet. Wenn dem so wäre, beweist das nur, dass er kein Vertrauen in [sie] und die Tatsache hat, dass [sie] ihn [liebe] und gar nicht betrügen will". Antoine erwidert, dass es ihm genauso geht und dass er zu den gleichen Schlüssen kommt!

Ich frage die beiden, ob es in ihrer Beziehung von Anfang an zu diesen Reaktionen kam oder erst im Laufe der Zeit. Marie erklärt mir, dass sie am Anfang einvernehmlich beschlossen hätten, nicht wie ein Paar zu leben, sich also keine Treue zu schwören, denn sie hatten beide Beziehungen hinter sich, die schlecht ausgegangen sind. Beide waren betrogen worden. Außerdem war ihnen klar geworden, dass sie in ihren vorangegangenen Beziehungen ihren Freundeskreis vernachlässigt und sich zu sehr isoliert hatten. Antoine bestätigt das, fügt aber sofort hinzu, dass Marie von der Abmachung profitiert habe, um „mit ganz vielen Kerlen zu schlafen, nur um sich zu amüsieren, weshalb [er] gute Gründe [hat] anzunehmen, dass sich das wiederholt". Marie springt auf und erwidert, dass sie nur zwei kurze Abenteuer hatte und dass sie ihm bereits seit acht Jahren treu sei. Außerdem habe Antoine sich in den ersten beiden Jahren auch nicht zurückgehalten, doch sie hat das akzeptiert im Namen der Gleichberechtigung, die sie vereinbart hatten. „Aber ich habe leichte Zweifel an der Treue meines Mannes. Die Lüge, die er mir über das angebliche Treffen mit einem Freund aufgetischt hat, hat meine Zweifel bestätigt, auch wenn Antoine mir geschworen hat, dass nichts war mit der Frau, die er in Wahrheit getroffen hat."

Was haben sie empfunden, als der jeweils Andere ein Abenteuer hatte? Beide antworten mir, dass sie das dem Anderen ja schlecht vorwerfen können, weil sie sich doch darauf geeinigt hatten, sich in diesem Punkt alle Freiheiten zu lassen. Ich bitte sie, mir im Hinblick auf ihre Gefühle zu antworten und nicht so rational. Sie geben zu, dass es ihnen „nicht gefallen und [sie] verletzt hat". Nach einer Weile gestehen sie, dass sie wütend darüber waren. Wie sind sie mit dieser Wut umgegangen? Schlecht, denn von Zeit zu Zeit kam es zu Zornesausbrüchen wegen der weiteren Treffen, die sie mit ihren jeweiligen Freunden hatten. Was Antoines Sarkasmus und Maries Krisen erklärt.

Beide verstehen, dass es nur zu Anspannungen führen kann, wenn sie ihre Wut verdrängen, und dass sich diese Anspannung in Zornesausbrüchen und der Angst vor der Untreue des jeweils Anderen zeigt. Während der Paartherapie entdecken sie, dass sie sich in allen genannten Punkten vom Anderen zurückgewiesen fühlen, sobald der anderer Meinung ist. Dieses tiefe Gefühl der Zurückweisung äußert sich körperlich bei beiden durch „eine Art Leere in der Magengegend", die sehr unangenehm ist.

Ich erkundige mich, ob sie diese „Leere" früher schon einmal verspürt haben. Beide antworten, dass sie ihnen vertraut ist und bis weit in die Kindheit zurückreicht. Marie hat sie seit der Geburt der kleinen Schwester empfunden, die zwei Jahre jünger ist als sie, und Antoine hat den Eindruck, sie immer verspürt zu haben. Beide erklären mir, dass sie von frühester Kindheit an als „cholerisch" galten und gezwungen waren, sich anders zu verhalten, damit die Eltern ihnen das nicht mehr vorwerfen konnten.

Es gibt noch weitere Gemeinsamkeiten. Beide hatten den Eindruck, von ihren Eltern nicht so akzeptiert zu werden, wie sie waren, auch wenn sie von ihnen geliebt wurden. Bedingung für diese Liebe war allerdings, dass man sich den Regeln unterwarf: ein braves Kind zu sein, das ohne Murren tat, was man von ihm verlangte, und das befolgte, was die Eltern für gut erachteten.

Marie und Antoine sind überrascht von den Ähnlichkeiten in ihrer Erziehung. Ihnen fällt auf, dass jeder von ihnen im Kreise der Familie ganz anders ist. Als Kinder waren sie tolerant und akzeptierten Unterschiede; als Erwachsene weigern sie sich (zumindest in ihrer Beziehung), den Anderen nach seinen eigenen Kriterien denken und handeln zu lassen. Deshalb beschließen Marie und Antoine, jeder für sich daran zu arbeiten, die eigenen Probleme zu lösen, denn für weitere Paargespräche gibt es keinen Anlass.

Im Laufe dieser Arbeit wird Marie bewusst, dass sie die Geburt der kleinen Schwester als Zurückweisung durch die Eltern empfunden hat. Von diesem Zeitpunkt an war sie „cholerisch", denn sie war innerlich total wütend, ohne das zum Ausdruck bringen zu können. Hinzu kam, dass ihre Eltern (vor allem der Vater) sie ignorierten, sobald sie ärgerlich wurde oder zeigte, dass sie nicht einverstanden war. Sie fand, dass sie viel häufiger bestraft wurde als ihre kleine Schwester, auch wenn objektiv besehen beide Schuld hatten. Marie hat gelernt, ihre Wut zu verdrängen und dem Wunsch ihrer Eltern nach Ruhe Folge zu leisten.

Sie hat ihre Wut auch während ihrer ersten Ehe immer unterdrückt, nur um ja keine Probleme zu machen. Sie war nicht froh über die Wendung, welche die Ereignisse damals genommen haben. Dennoch akzeptierte sie es, dass ihr Mann eine Geliebte hatte. Das fiel ihr sehr schwer. Doch sie fand sich mit der Situation ab, weil sie Angst hatte, den Bemerkungen ihrer Eltern ausgesetzt zu sein, die ihr dazu rieten, „stillzuhalten und abzuwarten, bis es vorbeiging". Statt sie zu belohnen, hat ihr Exmann sie dann wegen einer anderen Frau verlassen. Das hat sie sehr getroffen, doch sie beschloss, nach vorn zu schauen, „ohne zurückzublicken", bis sie Antoine traf. Da ist ihr bewusst geworden, dass sie nicht mehr so unterwürfig sein wollte, wie man es ihr beigebracht hatte. Im Gegenteil, sie wollte es sagen und zeigen, wenn sie verstimmt war. Doch auch das tat ihrem Liebesleben nicht gut… Marie gibt auch zu, dass der Versuch, sich zu behaupten, in ihr eine starke Angst davor auslöst, zurückgewiesen oder verlassen zu werden.

Was Antoine betrifft, so weiß er intuitiv und seit Langem, dass er sich von seinen Eltern nie akzeptiert fühlte, genauso wenig wie von seinen Mitschülern oder später von vielen Erwachsenen, die er im beruflichen Umfeld getroffen hat. Er hat zwar einige Freunde und Freundinnen, aber „was die anderen anbelangt, ist es wohl so, dass [er] nicht der Typ Mensch [ist], den die Leute gut zu finden scheinen". Er greift lieber an, bevor er angegriffen wird. Seit seiner Kindheit war er aggressiv, denn er „musste [sich] immer durchsetzen, um nicht das Gesetz der Anderen ertragen zu müssen". Er ist der zweitgeborene Sohn seiner Eltern, die lieber ein Mädchen statt eines weiteren Sohnes gehabt hätten. Nach zwei Fehlgeburten kam dann seine kleine Schwester zur Welt, worüber sich seine Eltern und sein älterer Bruder sehr freuten. Antoine war damals drei Jahre alt, und er hat die Ankunft dieser kleinen Schwester in sehr schlechter Erinnerung. Er sagt, diese Geburt habe ihn sehr erschüttert. Jedes Mal, wenn seine Mutter eine Fehlgeburt hatte, war er hingegen erleichtert. Er macht sich Vorwürfe, wenn er daran zurückdenkt. Er gesteht mir aber, dass er damals so empfand, weil er nie das Gefühl hatte, von seinen Eltern geliebt zu werden. Seine Eltern wollten lieber ein Mädchen haben und vermittelten ihm das Gefühl, dass für ihn in der Familie kein Platz sei. Er fühlte sich „überflüssig".

Antoine lernte früh seine erste Frau kennen, mit der er sorgsam jeden Konflikt vermied. „Aber in meinem Innersten wusste ich, dass sie mich dafür bezahlen lassen würde, dass ich so sanft und liebenswürdig war, egal, was ich auch tat." Antoine ließ sich von seiner „launenhaften" Frau mit einigem Erfolg dafür einspannen, ihr in allem den Vorrang zu geben, um die Ehe zu retten. Er hat sich zum Wohle des Paares dabei völlig zurückgenommen. Nach vier Jahren hat er entdeckt, dass seine Frau ihn mit einem seiner Freunde betrog. Daraufhin hat er die Ehe abrupt beendet und beschlossen, „in [seiner] nächsten Beziehung nichts durchgehen zu lassen". Heute ist im klar, dass dieses Vorgehen ihn in keiner Weise beruhigt, denn er lebt mit einer tief sitzenden Angst davor, dass Marie ihn jederzeit verlassen könnte, aus welchem Grunde auch immer. Er fühlt sich verloren, hat kein Selbstvertrauen mehr, tut aber alles, um das zu verbergen. Deshalb legt er eine zynische Haltung an den Tag und scheint auf die Folgen seines verletzenden und teilweise vulgären Verhaltens zu pfeifen. Doch irgendwie leidet er auch unter dem Bild, das er von sich vermittelt, und macht sich Vorwürfe wegen seines Verhaltens. Aber „wenigstens kennt [er] die Gründe, sollte [er] verstoßen werden".

Marie und Antoine sind zwei Verlassene, die versuchen zusammenzuleben. Ihre Werdegänge erklären, warum es ihnen so schwer fällt, den Alltag zu teilen. Beide sind von der Angst besessen, allein zu bleiben. Doch sie sind zu keinerlei Zugeständnis bereit, denn das würde in ihren Augen bedeuten, sich einer Autorität zu unterwerfen, die ihnen kein Recht auf eine eigene Existenz einräumt. Die Unterwerfung hat aus ihnen Menschen gemacht, die in ihrer Kindheit und Jugend angenehm für ihr Umfeld waren, aber sie hat die beiden auch leiden lassen und ihnen nur wenig gebracht. Weil sie sich vor Zurückweisung fürchten, haben sie als Erwachsene versucht anzuwenden, was man sie gelehrt hatte. Dennoch sind ihre Beziehungen auf das hinausgelaufen, was alle von Verlassenheit Betroffenen am meisten fürchten: verraten und verlassen zu werden. Als Reaktion darauf wünschen sie sich jetzt nur eines: Sich dem nächsten Partner gegenüber so durchsetzen zu können, dass all das nicht mit „einem weiteren Fehlschlag" belohnt wird.

Was können wir aus den Erfahrungen von Marie und Antoine lernen?

Der Werdegang der beiden zeigt, was im Grunde alle Verlassenen erleben: Angst, Schuldgefühle und die Unmöglichkeit, sich so zu zeigen, wie man wirklich ist. Denn zu enthüllen, dass man nicht liebenswert ist, führt unvermeidlich zu neuer Zurückweisung, und davor fürchten sich die Verlassenen. Diesen Teufelskreis zu durchschauen, ist kein leichtes Unterfangen; es ist ein bemerkenswerter Schritt nach vorn, der viel Mut erfordert. Es ist nämlich schwierig, sich darüber klar zu werden, wie falsch das eigene Verhalten ist. Es kann bei jeder weiteren Begegnung dazu führen, die gleichen Fehler und Fehlschläge zu produzieren, selbst wenn sich die Herangehensweise ändert. Jedes Mal merkt der Verlassene, dass es ihm nicht gelingt, sein Ziel zu erreichen, mit einem anderen Menschen glücklich zu sein und gelassen mit ihm zu leben. Er arbeitet für oder gegen den Anderen. Genau genommen positioniert er sich nur in Bezug auf diesen Anderen und vergisst sich dabei völlig. So erntet er, was er selbst gesät hat: einen Mangel an Respekt und Liebe. Diese Erkenntnis ist schmerzhaft, doch ohne sie gibt es keine Genesung.

Bei Marie und Antoine führt dieser Prozess über das Ausschalten der allgegenwärtigen Denke. Sie müssen die Wut, die sie gegen ihre Ehepartner empfunden haben, wieder in sich hochkommen lassen, um sie so vollständig wie möglich ausleben zu können. Anschließend müssen sie die Wut und die Trauer ausleben, die aus ihren früheren Beziehungen geblieben sind, und schließlich auch die, welche aus ihrer Kindheit stammen.

Warum nicht zuerst die Wut aus der Kindheit ausleben? Das wäre ein höchst schwieriges Unterfangen, denn die ist ja seit vielen Jahren vergraben und verdrängt. Es reicht nicht, sich ihres Vorhandenseins bewusst zu sein, man muss auch in der Lage sein, sie anschließend auszuleben. Eine Emotion zu erkennen heißt nicht, sie auch zu spüren. Bei einer Therapiesitzung darüber zu sprechen bedeutet nicht, sie zum Ausdruck zu bringen. Die Analyse und das Verstehen eines Problems sind nicht gleichbedeutend mit dem Ausleben der dazugehörigen

Emotionen. Dieser Aspekt ist sehr wichtig: Ich kann, nachdem ich es analysiert habe, auch verstehen, warum ich einen Fleck auf dem Anzug habe, doch davon geht er nicht weg! Ich muss den Anzug reinigen, damit der Fleck verschwindet. Das Gleiche gilt für die Emotionen.

Ein anderer Grund dafür, die Emotionen der Reihe nach von den jüngsten hin zu den weit zurückliegenden auszuleben, liegt darin, dass wir alle nicht gelebten Emotionen aus der Vergangenheit in uns tragen, wenn wir im gegenwärtigen Moment leben. Da kann es vorkommen, dass beim Ausleben der kürzlich verspürten Emotionen andere, ähnliche Emotionen aus unserer Vergangenheit ebenfalls mit ausgelebt werden, ohne dass wir uns dessen ganz bewusst sind. Das bezeichne ich als den „Smarties-Effekt": Wenn man eine fest sitzende Schokolinse aus der Packung befreit, purzeln oft alle Smarties heraus. Das ist ein verbreiteter Effekt, der erklärt, warum es nicht nötig ist, jede einzelne Szene, in der wir unsere Emotionen unterdrückt haben, noch einmal zu durchleben. Das ist langwierig und überflüssig. Wenn wir alle mit einem dieser Vorfälle verbundenen Emotionen ausleben, „reinigen" wir viele andere, bei denen die Emotionen ähnlich waren. Danach werden wir bestimmte Ereignisse an die Oberfläche steigen sehen, und dann müssen wir sie emotional ausleben, um nach und nach ans Ziel zu gelangen: von der Verlassenheit zu genesen.

Dieses nichtanalytische Vorgehen hat sich im Laufe der Jahre als sehr wirksam erwiesen. Manchen Menschen kommt es zu einfach, ja zu banal vor. Doch erinnern wir uns daran, dass das Einfache am schwierigsten zu leben ist, denn es kann von unserem Ego weder ausgedacht noch ausgelebt werden! Zu glauben, dass eine solche Arbeit nur ein paar Wochen dauert, ist illusorisch. Sie braucht Zeit, Ausdauer und viel Mut. Doch sobald dieser Prozess einmal angelaufen ist, geht die Arbeit voran, denn sie rückgängig zu machen wäre zu schmerzhaft.

Marie und Antoine haben weitergemacht und die Emotionen ausgelebt, die sie für sich behalten hatten. Das hat dazu geführt, dass sie sich einander annähern, auch wenn, wie Antoine es häufig ausdrückt, „es [ihm] vorkommt, als durchschreite [er] das neue Leben wie ein Schlafwandler". Wenn die Heilung eines Verlassenen einsetzt, fühlt er sich manchmal nackt, denn er muss neue Formen für sein Gefühlsleben finden, ohne dabei auf die alten Reflexe zu setzen. Das ist nicht leicht, und es mag verlockend erscheinen, einfach umzukehren. Die Denke wird das sofort als eine gute Idee darstellen. Wie gut, dass die Erinnerung an das erlebte Leid zurückkommen und den Verlassenen davon abhalten wird.

Phil

Kapitel 8

Die Entdeckung der Liebe angesichts der Trennung

Eine Trennung kann bei einem an Verlassenheit Leidenden zu einem unermesslichen Gefühl der Leere führen, das er als sehr schmerzhaft wahrnimmt, vor allem, wenn er sich im Laufe der Beziehung untersagt hat, Liebe zu empfinden. Angesichts der Einsamkeit mag er jedoch plötzlich entdecken, dass er viel mehr an seinem Partner hing, als er zuvor glaubte. Er erkennt, dass er nicht richtig geliebt hat. Dieses heftige Leid und das daraus resultierende Schuldgefühl führen beim Verlassenen zu der Erkenntnis, dass es ihm schwerfällt, sich selbst zu lieben.

Philippe

Philippe ist 34 Jahre alt. Er sucht mich auf, weil ihm seit seiner letzten Trennung bewusst geworden ist, dass er immer nach demselben Schema handelt, sobald er mit jemandem zusammen ist. Er ist homosexuell und hat damit auch kein Problem, doch er ist unfähig, in einer Beziehung zu seinem Partner „Ich liebe dich" zu sagen. Während seiner letzten Beziehung, die zweieinhalb Jahre dauerte, hat er es nicht geschafft, dem Angebeteten seine Liebe zu erklären. Dieser hat ihn verlassen, weil er sich in einen Anderen verliebt hat, der seine Liebe erwiderte und auch zum Ausdruck brachte. Erst in diesem Moment hat Philippe erkannt, wie sehr er seinen Freund liebt und es ihm auch gesagt. Doch es war zu spät.

Philippe leidet sehr unter der Trennung. Er weiß nicht, was er tun soll oder wie er die Beziehung zu seinem Exfreund wieder aufleben lassen kann. Er ist verzweifelt, völlig erschöpft und suizidgefährdet. Er hat zu nichts mehr Lust und denkt nur noch an diesen Mann, den er mehr liebt als alles auf der Welt. Ihm wird klar, dass es bereits das dritte Mal ist, dass er die Liebe seines Lebens verpasst. Jedes Mal ging die Geschichte gleich aus: Eine schmerzliche Trennung beweist ihm, wie kalt und distanziert er während der Beziehung war. Es gelingt ihm nicht, dem Partner seine Liebe zu zeigen, der es irgendwann leid ist und ihn verlässt. In diesem Augenblick wird ihm dann die tiefe Liebe bewusst, die er für ihn empfindet, und er tut alles, um die Beziehung zu retten. Das ist ihm einmal gelungen, doch kaum war alles im Reinen, sah er sich wieder mit seiner Unfähigkeit konfrontiert, seine Liebe zu zeigen und zu äußern. Das endete dann prompt mit der endgültigen Trennung. Er versteht nicht, warum er sich so verhält und möchte an diesem Problem arbeiten, das in seinen Worten „[sein] Liebesleben ruiniert".

Je stärker er sich zu einem Mann hingezogen fühle, desto mehr verschließe er sich, erklärt er mir. Als wäre die Kraft seiner Gefühle Synonym für Distanz und Kälte. Je mehr ihm jemand gefällt, desto weniger zeigt er, was er empfindet. Am meisten beunruhigt ihn, dass er im Grunde seines Herzens weiß, was für starke Gefühle er hat. Gleichzeitig ist er aber wie gelähmt, wenn es darum geht, sie zu zeigen, „als ob [er] Angst habe". Darum weicht er Diskussionen aus, die sein Partner mit ihm über seine Gefühle führen möchte, oder flüchtet sich in die Ironie, sobald das Thema zur Sprache kommt. Philippe ist ein Meister der Kunst, sich zu entziehen, sobald er sich durch seinen Partner „in die Enge getrieben" fühlt. Manchmal erwidert er recht grob, dass es ja wohl Beweis genug für seine Zuneigung sei, dass er mit dem Anderen zusammen ist. Es gelingt ihm sogar, seinen Freund mit der Behauptung aus dem Gleichgewicht zu bringen, dieser sei sich der eigenen Liebe nicht sicher, wenn er die Tiefe von Philippes Gefühlen hinterfrage.

Philippe verhält sich also distanziert und zeigt gegenüber seinem Partner keinerlei Zärtlichkeit oder Liebe. Anders ist es beim Geschlechtsakt. Im Bett achtet er zärtlich und aufmerksam auf das Vergnügen, das der Andere empfindet. Doch kaum ist dieser intime Moment vorüber, verwandelt er sich wieder in den Mann, der nicht viel von seinen Gefühlen zeigt. Er ist sich dessen bewusst und hat auch – vor allem in seiner letzten Beziehung – versucht, das zu ändern. Doch er scheiterte an der totalen Unfähigkeit, seine Gefühle auszudrücken, „so als ob [ihm] die Worte nicht über die Lippen kommen wollten". Das erstaunt ihn umso mehr, als er im Beruf und im Freundeskreis sehr wohl fähig ist, Komplimente zu machen und anderen ganz offen zu sagen, was er empfindet. Das ist übrigens auch eine der Stärken, für die ihn seine Freunde schätzen. Diese haben ihm auch oft gesagt, wie sehr sein Schweigen und seine Distanziertheit in Liebesfragen sie überraschen...

Philippe erklärt, er habe Angst davor, geliebt zu werden, denn dann „muss [er] der Liebe gewachsen sein, die [sein] Partner [ihm] entgegenbringt". Ich verstehe nicht, was er mir damit sagen will. Also fügt er hinzu, dass er seinem Freund ja zeigen müsse, dass er es auch wert der Liebe sei, von ihm geliebt zu werden. Dann muss er sich zwingen, sich zärtlich und verliebt zu geben, obwohl ihm das so schwerfällt. Folglich fühlt er sich in der Beziehung gefangen und möchte sofort fliehen oder sich entziehen. Gleichzeitig weiß er aber genau, dass er mit diesem Verhalten die Trennung provoziert: „Ich kann verstehen, dass mein Partner irgendwann genug von mir hat, wenn ich ihm nie bestätige, dass ich auch etwas anderes für ihn empfinde als sexuelle Lust."

Philippe und sein Freund haben viele gemeinsame Interessen, auch in sportlicher Hinsicht. Er verreist sehr gern mit ihm und sagt ihm das auch. Doch weiter kommt er nicht mit seinem Bekenntnis. Er schließt daraus, dass er nicht wirklich in ihn verliebt ist, denn er hat nicht wirklich Lust, ihm zu sagen, dass er ihn liebt.

Philippe erfasst sehr schnell, dass Angst eine Projektion in die Zukunft ist und dass er seine Denke ausschalten muss, wenn er nicht mehr an dieser Lähmung leiden will. Doch das ändert nichts an seinem eigenen Problem. Ich möchte von ihm wissen, was er empfunden hat, als sein Freund ihn verlassen hat. Er erwidert, sich Vorwürfe gemacht zu haben, weil er nicht offen genug war. Er war auch sehr traurig und wütend auf sich selbst, weil er vor der Trennung nicht erkannt hat, dass er ihn liebt. Wie ist er mit der Trauer und der Wut umgegangen? Er hat viel geweint und tut es immer noch, doch seine Wut hat er nicht wirklich zum Ausdruck gebracht. Das holt er jetzt nach, was ihm auch ganz guttut, doch die Vorstellung, den geliebten Mann verloren zu haben, belastet ihn weiter. Er erinnert sich, bei der Trennung von seinem vorherigen Partner genauso angespannt gewesen zu sein. Es war ihm gelungen, sich aus diesem Tief zu befreien, indem er vermehrt flüchtige Begegnungen mit anderen Männern suchte. Das habe auch funktioniert, erklärt er mir, und ein halbes Jahr später fühlte er sich bereit für eine neue Beziehung.

Solche Reaktionen kommen relativ häufig vor bei Menschen, die gerade eine Trennung hinter sich haben. Sie stürzen sich dann in flüchtige Affären, um einen Kick zu erleben und andere für den Mangel an Liebe bezahlen zu lassen oder um sich der eigenen Attraktivität zu versichern. Gleichzeitig gehen sie aber nur bis zu einer gewissen Grenze, damit sie nicht wieder leiden. Dieser Ansatz lässt den Betroffenen die Illusion, sie seien dabei, sich aus dem Tief zu befreien. Doch ihre Probleme lösen sie damit nicht. Denn die im Zusammenhang mit der Trennung nicht gelebten Emotionen sind weiterhin da und früher oder später werden sie wieder auftauchen.

Das ist auch bei Philippe der Fall. Er erkennt, dass er seine letzte Beziehung höchst misstrauisch angegangen ist, da er mit seiner Wut, vor allem in Bezug auf die beiden letzten Trennungen, nichts angefangen hat. Er hatte einfach Angst davor, erneut zu leiden. Aber genau das ist ihm wieder passiert! Dafür gibt es eine Erklärung: Er war wütend, hat das aber nicht ausgelebt. Diese Wut steckt noch in ihm und wird von der Denke blockiert. Eben diese Denke hat ihm Angst gemacht, erneut zurückgewiesen zu werden, daher auch seine kalte und distanzierte Haltung gegenüber dem neuen Partner.

Als er das verstanden hat, fragt sich Philippe, wie er diese Haltung vermeiden kann, wenn er jemand Neuen kennenlernt. Er wird sich bemühen, seine Denke auszuschalten, um Verbindung aufzunehmen mit der Wut, die er in sich trägt. Dabei entdeckt er, dass diese Wut auf den Freund, der ihn fallengelassen hat, sehr groß ist. Sofort sagt er mir, dass er nicht böse auf diesen Mann sein könne, denn es sei ja seine eigene Schuld, dass er zurückgewiesen wurde.

Diese Reaktion ist „logisch", doch die Wut auf seinen Freund ist nicht zu leugnen und muss deshalb ausgelebt werden. Wir sehen, dass Philippes Denke noch sehr aktiv ist: Sie urteilt über seine Empfindungen, schlägt ein anderes Ziel vor und lässt nichts unversucht, um Philippe in seinen Bemühungen auszubremsen. Die Analyse ist eine Sache, die Emotion eine ganz andere. Die Analyse ist rational, die Emotion irrational. Der Versuch, letztere zu lenken, ist völlig nutzlos und sogar gefährlich, denn wir können mit unserem analytischen Gehirn die Emotion nicht in ihrer Gänze empfinden und ausleben.

Philippe muss also seine Denke ausschalten, damit es ihm gelingt, seine Wut zu empfinden und auszuleben. Danach ist er viel entspannter und nicht mehr so erschöpft. Er stellt sehr schnell fest, dass es ihm nun leichter fällt, im gegenwärtigen Moment zu leben. Er beginnt, auf Distanz zu seiner Trennung zu gehen und denkt viel seltener an seinen Exfreund. Es gelingt ihm sogar, ihm in Begleitung seines neuen Liebhabers in einem Restaurant zu begegnen, ohne das als Drama zu empfinden. Er ist erstaunt darüber und erkennt, wie gut es war, seine Emotionen auszuleben. Das Ausleben führt zu einer sofortigen Entspannung, die auch körperlich wahrgenommen wird. Sie erlaubt dem Betroffenen aber auch, zu sich selbst zu finden und somit auf Distanz zu den Ereignissen und den Menschen zu gehen, welche der Ursprung dieser Emotion waren. Ein Mensch, der sich zugesteht, seine Emotionen auszuleben, liebt und achtet sich. Die Anderen spüren es, und das führt bei ihnen sehr häufig zu einer veränderten Haltung. Ein Mensch, der sich respektiert, wird zwangsläufig auch von anderen respektiert.

Philippe lebt seine Gefühle aus und erkennt, wie viel Wut noch in ihm steckt. Ein Vorfall aus seiner Kindheit taucht in seiner Erinnerung auf: Er steht seinem Vater gegenüber, der von einer Reise zurückkehrt und ihn nicht einmal grüßt, obwohl Philippe seine Rückkehr voller Ungeduld erwartet hat. Er war damals fünf und spürte seit Langem, dass sein Vater seine Schwester ihm vorzog. Er nahm es seinem Vater übel, dass er ihm so wenig Interesse entgegenbrachte. Er hoffte immer, wenn dieser von einer seiner vielen Geschäftsreisen zurückkehrte, auf einen Blick, eine Berührung oder ein anderes Zeichen der Zuneigung. Doch diese Zeichen hat es nie gegeben. Als Philippe seinen Eltern mit siebzehn Jahren sagte, dass er homosexuell sei, erwiderte sein Vater, er sei sehr enttäuscht und ihre Beziehung werde dadurch befleckt. Philippe hat ihm entgegnet, dass besagte Beziehung nie existiert habe und sich also nicht viel ändere.

All diese Vorfälle dringen wieder an die Oberfläche, und Philippe gestattet sich, die starke Wut auf seinen Vater auszuleben. Natürlich geht es ihm danach besser, aber vor einer neuen Liebe hat er immer noch eine Heidenangst. Diese Angst rührt größtenteils daher, dass jemanden zu lieben für ihn bedeutet, den Erwartungen desselben gerecht werden zu müssen. Er sagt, er werde nie die Hoffnungen erfüllen, die auf ihm ruhen. An diesem Punkt kommt er auf die Beziehung zu seiner Mutter zu sprechen, die er seit seiner frühen Kindheit beschützen und umsorgen musste. Sie hat sich nie wie eine Mutter verhalten, sondern eher wie eine junge Frau, die sich danach sehnte, von ihrem Sohn umsorgt zu werden, weil der Ehemann es nicht tat. Sie hat von ihm verlangt, sich um sie zu kümmern, damit sie nicht in Depressionen versank. Doch trotz aller Anstrengungen von Philippes Seite folgte eine Depression der anderen.

Als er das ganze Ausmaß seiner Wut auf sie erkennt, schafft Philippe es, seinen Gefühlen aus der Kindheit und Jugend freien Lauf zu lassen. Danach ist ihm viel leichter zumute. Um von der Liebe zu profitieren, die er geben und empfangen möchte, ist er entschlossen, nicht mehr die Last einer Beziehung auf seine Schultern zu laden, in der er allen Erwartungen entsprechen muss.

Was können wir aus Philippes Erfahrungen lernen?

Der gesamte Prozess war langwierig und mühsam. Er zeigt, wie schwierig, ja unmöglich es für einen Menschen ist, Liebe anzunehmen, wenn er von seiner Mutter oder seinem Vater im Stich gelassen wurde. Etwas anzunehmen ist weit schwieriger, als etwas zu geben. Das setzt nämlich voraus, der Liebe würdig zu sein. Folglich muss man sich selbst lieben. Wie aber macht man das, wenn man seit seiner Kindheit mit einem Mangel an Liebe konfrontiert war? Wer sich selbst nicht liebt, kann sich kaum vorstellen, sich eines Tages so gut zu fühlen, dass er einem anderen genügt. Daher auch das kalte, distanzierte und desinteressierte Verhalten, das nur ein Schutzwall ist, der seit der Kindheit errichtet wurde, um überleben zu können und so wenig wie möglich zu leiden.

Leider weiß der Verlassene als Erwachsener nicht, wie man sich von diesem Schutzwall befreit. Wenn er es versucht, fühlt er sich schutzlos und hat keine Ahnung, wie er sich verhalten soll. Er kehrt ganz schnell zu den erlernten Reaktionen zurück, um nicht zu sehr zu leiden. Da er eine Zurückweisung nach der anderen kassiert, wird er dazu neigen, den Schutzwall zu verstärken, statt zu versuchen, ihn abzubauen. Deshalb ist es nötig, den ganzen Prozess zu durchlaufen, um die Fähigkeit wiederzuerlangen, sich selbst zu schätzen und zu lieben. Erst dann ist der Weg frei, um die Liebe eines anderen Menschen zu empfangen und in einer erfüllten Beziehung mit ihm zu leben.

And

Kapitel 9

Die Geburt eines Kindes als Auslöser von Beziehungsproblemen

Die Geburt eines Kindes ist ein glückliches Ereignis, pflegt man zu sagen. Viel häufiger, als man darüber zu sprechen wagt, bringt dieses Ereignis aber Probleme mit sich, welche die Ruhe und das Wohlergehen eines Paares stören können, obwohl es sich das Kind gewünscht hat. Wir werden sehen, was passieren kann, wenn jemand, der unwissentlich an Verlassenheit leidet, sich in dieser Situation wiederfindet.

André

André ist 32 Jahre alt. Er sucht mich auf, weil er sich bewusst geworden ist, dass es seit der Geburt des Sohnes vor 18 Monaten schlecht um seine Ehe steht. Er distanziert sich immer mehr von seiner Frau und seinem Sohn, den er „sehr [liebt], der aber viel Platz in [seiner] Beziehung einnimmt“. Er fühlt sich auch in gesellschaftlicher Hinsicht nicht mehr wohl. Seine Frau und er pflegten an den Wochenenden häufig ihre Freunde zu treffen, doch da auch zwei weitere Paare ein

Kind bekommen haben, sehen sie sich nun seltener. Klappt es doch einmal, liegt die Aufmerksamkeit bei den Kindern und ihren Spielen. Dadurch kommen die Gespräche unter Erwachsenen, die André sehr schätzte, viel zu kurz.

Andrés Frau findet, dass er seit einigen Monaten sehr viel trinkt, was er nicht leugnet. Ihm ist aufgefallen, dass er Mühe hat, sich zurückzuhalten. Ich frage ihn, ob der Alkoholkonsum mit der Geburt seines Sohnes zusammenhängt. Doch er sieht keine Verbindung. Sein Sexualleben, das sehr schön war, bevor seine Frau schwanger wurde und entbunden hat, ist an einem toten Punkt, was ihn sehr frustriert. Nach einem Gespräch mit seiner Frau versteht er jedoch, dass sie noch nicht wieder Sex haben möchte, weil sie mit ihrer Figur noch unzufrieden ist. Sie stillt auch noch gelegentlich. André empfindet das als „echte Last und eine kaum zu ertragende Einschränkung, was die Treffen mit Freunden oder Abendessen zu zweit noch mehr erschwert". Ich möchte von ihm wissen, ob er eifersüchtig auf seinen Sohn ist. André antwortet mir, dass er das garantiert nicht sei und dass er sein Kind sehr liebe. Ihm fällt nur auf, dass seine Frau sich sehr um den Jungen kümmert und folglich weniger um ihn. Er steht nicht mehr im Mittelpunkt ihres Lebens, „wie das vor der Geburt der Fall war".

André arbeitet seit zehn Jahren als Treuhänder, und seine Frau beklagt sich seit Langem darüber, dass er zu viel Energie in die Arbeit investiert. Seit einigen Monaten wirft sie ihm regelmäßig vor, viel zu viel Zeit im Büro zu verbringen und seine Rolle als Vater zu vernachlässigen. Das ärgert André, denn er ist der Meinung, dass er weder seiner Frau noch seinem Sohn damit schadet, wenn er „mehr als vor der Geburt des Sohnes" arbeitet. So gibt er ihnen mehr Zeit, zusammen zu sein. Wenn er nach Hause kommt – häufig nach einem Glas unter Kollegen, was es früher nicht gab, dann erntet er „sauertöpfische Blicke von [seiner] Frau, die [ihm] das späte Heimkommen vorwirft. Und [sein] Sohn ist müde und ignoriert [ihn] zumeist."

André findet diese Zeit schwierig, und ihm fällt auf, dass er heftig auf das reagiert, was seine Frau ihm sagt. Er hat sich einer Freundin anvertraut, die ihm geraten hat, sich Hilfe zu suchen, um die derzeitige Krise zu überwinden. Warum ist er der Meinung, „eine Krise" zu durchleben? André fühlt sich nicht wohl in seiner Haut. Er fragt sich, ob die zusätzliche Verantwortung als Vater ihn nicht zu sehr belastet. Er sucht Hilfe, damit sich nicht wiederholt, was in seiner eigenen Familie vorgefallen ist. Sein Vater hat sich nämlich kurz nach Andrés Geburt von der Mutter getrennt, und er hat ihn erst mit zwölf Jahren wiedergesehen. Seine Mutter hat seinen Stiefvater zwei Jahre nach der Trennung geheiratet, und so hat André zwei Halbschwestern, mit denen er sich sehr gut versteht. Auch väterlicherseits hat er einen Halbbruder, den er aber selten sieht, denn er wurde von seinem Vater nicht oft eingeladen, auch nicht, nachdem sie wieder Kontakt hatten.

Was befürchtet er und warum zieht er eine Parallele zwischen seiner Situation und dem, was er mit seiner Familie erlebt hat? „Ich stelle keine Vergleiche an, denn im Gegensatz zu meinem Vater liebe ich meine Frau und meinen Sohn. Aber ich habe mich schon gefragt, ob ich meine Frau nicht besser verlasse. Denn es ist sehr schwer für mich zu ertragen, dass sie mir so wenig Aufmerksamkeit schenkt." André ergänzt sofort, dass die Idee, sich zu trennen, nicht wirklich ernst gemeint ist, denn er möchte dafür sorgen, dass er und seine Frau die Schwierigkeiten überwinden.

Wie viel Platz nimmt seiner Meinung nach der Junge in seiner Beziehung ein? „Ich fühle mich von meiner Frau vernachlässigt. Sie hat nur Augen für meinen Sohn. Ich verstehe natürlich, dass es anstrengend ist, ein Kind zu haben, aber ich finde, sie könnte sich etwas Mühe geben, sowohl beim Sex als auch mit ihren Gefühlen." André versichert mir zu akzeptieren, dass er eine Zeit lang an zweiter Stelle steht, möchte aber, dass eine Lösung gefunden wird, die auch ihn zufriedenstellt. Hat er darüber mit seiner Frau gesprochen? „Ja, aber sie behauptet, ich würde übertreiben und die Lösung wäre, dass ich mich mehr um meinen Sohn kümmere!" Er findet das ungerecht, denn er kümmert sich so häufig wie möglich um sein Kind, dass er zum Beispiel am Wochenende badet und füttert. Oft wirft seine Frau ihm vor, dass er es nicht richtig macht, und dann zieht er sich zurück, „denn sie meint ja immer, alles besser zu wissen. Es stimmt ja, dass mein Sohn häufig weint, wenn ich mich um ihn kümmere, und sich sofort beruhigt, wenn meine Frau ihn in den Arm nimmt."

André schildert all das sehr trocken und distanziert, doch man spürt die starken Emotionen hinter seinen Worten. Er sagt mir, wie traurig es ihn mache, dass sein Sohn so oft weint, wenn er ihm nahe kommt. Dann merkt er, wie schwierig seine Beziehung zu dem Kind ist. Und er hat ein schlechtes Gewissen, weil er nicht weiß, wie er ihm zu verstehen geben kann, dass er ihn liebt.

André versteht, dass diese Schuldgefühle eine Erfindung seiner Denke sind. Sie verschwinden, sobald er seine Aufmerksamkeit auf seinen Körper und seine Sinneseindrücke lenkt. So stellt er fest, dass seine Trauer sehr groß ist, dass er aber auch sehr verärgert ist über die Reaktion seines Sohnes und noch mehr über die seiner Frau. „Statt zu versuchen, die Beziehung zu verbessern, weist sie mich zurück, indem sie mir meinen Sohn aus den Armen nimmt, um mir zu beweisen, dass ich es nicht hinkriege." Was macht er mit seiner Trauer und seiner Wut? „Nichts. Ich werde nicht vor meinem Sohn anfangen zu weinen, denn das darf ich ihm nicht aufbürden. Und dass ich auf meine Frau wütend bin, zeige ich ihr nicht, denn ich will sie vor dem Kind nicht anschreien. Ich behalte das für mich und ziehe mich in meine Ecke zurück, bis ich mich beruhigt habe. Oder ich gehe, entweder um zu arbeiten oder um mich mit Freunden auf ein Glas in einem nahegelegenen Pub zu treffen. Und ich gebe zu, dass ich dann immer ziemlich angetrunken nach Hause komme." André gesteht mir, dass er zum ersten Mal eine Verbindung herstellt zwischen seinem Alkoholkonsum und der Tatsache, dass er sich seit der Geburt des Sohnes von seiner Frau zurückgewiesen fühlt. Aber wie soll er aus dieser zunehmenden Abhängigkeit herauskommen?

Es gibt zwei Möglichkeiten, eine Alkoholabhängigkeit zu behandeln. Die erste besteht darin, gegen die Substanz anzukämpfen, die als der Feind gilt. Die zweite stellt den Betroffenen in den Vordergrund und sucht nach den Gründen, die ihn dazu führen, die Substanz zu konsumieren. Bei dem ersten Ansatz steht die Substanz im Mittelpunkt und der Mensch am Rand. Beim zweiten Ansatz ist es umgekehrt: Der Alkohol ist nicht das Problem, sondern Ausdruck der Tatsache, dass eine Anspannung besteht, aufgrund welcher der Betroffene zwanghaft trinkt.

Das Zwanghafte wird in dem Lexikon *Le Petit Larousse illustré* definiert als eine „innere Kraft, durch welche der Betroffene dazu gebracht wird, bestimmte Handlungen zu vollziehen, und der er nicht widerstehen kann, ohne Qualen zu erleiden". Es überrascht zu sehen, dass die Medizin von Zwängen spricht, dass aber die Programme zum Thema Alkoholabhängigkeit sich eher als Kampf gegen den Alkohol präsentieren, der als das Böse schlechthin gilt. Aus diesem Grund reibt der Betroffene sich im Kampf gegen den Alkoholkonsum auf. Man hilft ihm aber nicht zu verstehen, woher diese „innere Kraft" stammt, und wie es kommt, dass er ihr nicht widerstehen kann. Die Therapiesitzungen haben nur ein Ziel: ihn zu ermutigen, keinen Alkohol mehr zu trinken, und das auf mehr oder minder subtile und autoritäre Art. Es ist interessant zu sehen, dass die Substanz verteufelt wird. Und es kommt häufig vor, dass man einen trockenen Alkoholiker wiederholen hört, was ihm eingetrichtert wurde: „Wenn ich auch nur ein Glas trinke, bin ich sofort wieder abhängig. Der Alkohol ist ein tödliches Gift für mich." Es ist kaum zu glauben, dass es im 21. Jahrhundert noch Therapieformen gibt, die ein schlechtes Gewissen vermitteln und einschränken, denn sie lassen den Betroffenen im Dunkeln tappen, was sein Körper ihm zu sagen versucht.

Doch zurück zu dem, was André gerade sagte: Ich fühle mich von meinem Sohn und meiner Frau zurückgewiesen, und dann kommt es vor, dass ich ausgehe, um zu trinken. Warum hat er das Bedürfnis, auszugehen und im Pub Alkohol zu trinken? Und aus welchen Gründen hat er auch nach der Arbeit dieses Bedürfnis? Im ersten Fall geht er aus, weil er verärgert ist, im zweiten, weil er „nach einem anstrengenden Arbeitstag müde [ist]". In beiden Fällen möchte er sich entspannen, was bedeutet, dass er vorher angespannt war, und dass die gewählte Substanz, also der Alkohol (obwohl es sich zum Beispiel auch um Sport, Essen, Videospiele oder Sex handeln könnte), ihm die gewünschte Entspannung bringen soll. So kommt André dazu, den Alkohol mit der Entspannung zu verknüpfen, weshalb er jedes Mal trinkt, wenn er sich angespannt fühlt.

Der Hauptschuldige für unsere Anspannung ist die Denke mit ihrer Fähigkeit, uns vom gegenwärtigen Moment und unseren Emotionen zu trennen und die Formulierung von Werturteilen zu fördern. Was empfindet André, wenn er von seiner Frau zurückgewiesen wird, obwohl er versucht, einen liebevollen Kontakt zu seinem Sohn herzustellen? Er ist sehr verärgert, behält seine Wut aber für sich. Das führt zu einer solchen Anspannung, dass er sich genötigt sieht zu trinken, um sich zu entspannen. Die einlullende und euphorisierende Wirkung des Alkohols gaukelt ihm echte Entspannung vor, doch sobald diese Wirkung nachlässt, ist André wieder so angespannt wie zuvor. So entsteht ein Teufelskreis, und es steht zu vermuten, dass er am nächsten Tag wieder trinkt. So entstehen Abhängigkeiten. Dann setzen Schuldgefühle ein, denn Andrés Ego flüstert ihm ins Ohr, dass er nicht hätte trinken sollen, und versetzt ihn damit wieder in die Vergangenheit. Die folgende Abwertung („Du schaffst es nicht, mit dem Trinken aufzuhören, du hast keinerlei Willenskraft") ist ein Werturteil und wird durch die Bemerkungen und Vorwürfe seiner Frau noch verstärkt.

André durchschaut diesen Zusammenhang recht schnell und beschließt, sich eine Chance zu geben. Der erste Schritt besteht für ihn darin, seine Denke auszuschalten, um die Schuldgefühle loszuwerden und im gegenwärtigen Moment zu sein. Als das erledigt ist, gesteht er sich ein, welch große Wut er gegenüber seiner Frau, aber auch gegenüber seinem Sohn empfindet. Natürlich kehrt seine Denke im Sturmschritt zurück und belehrt ihn, dass er sehr wohl auf seine Frau wütend sein dürfe, aber doch nicht auf seinen Sohn, der ihm nichts getan hat.

Diese Sichtweise der Denke wird von „guten Freunden" mit ihren gut gemeinten Ratschlägen gerne aufgegriffen. Sie hat zum Ziel, dem Betroffenen ein schlechtes Gewissen zu machen, damit er darauf verzichtet, seine Emotionen zu spüren und auszuleben. André muss sich für seine Empfindungen nicht rechtfertigen. Es gibt keine guten oder schlechten Emotionen. Es gibt auch keine guten oder schlechten Gründe für unsere Emotionen. Wichtig ist allein, diese Emotionen zu leben, ohne uns über ihre Rechtmäßigkeit den Kopf zu zerbrechen. Die Anspannung entsteht durch die Blockade der Emotionen. Ob die Gründe, die ihnen zugrunde liegen, schlecht oder unpassend erscheinen, spielt dabei keine Rolle. Unser Körper urteilt nicht. Er benachrichtigt uns nur mittels einer Anspannung, dass wir unsere Wut übersehen und dass wir uns nicht respektieren. Er hält uns keine Moralpredigt; er hält uns dazu an, unsere Emotion zum Ausdruck zu bringen, ohne dabei ein Urteil abzugeben.

Es gelingt André relativ schnell, die gegenüber seiner Frau empfundene Wut auszuleben, was ihm eine gewisse Entspannung verschafft. In Bezug auf seinen Sohn blockiert er jedoch komplett. Wir beschließen, dass es ihm momentan nichts nützt, etwas zum Ausdruck bringen zu wollen, das er nicht wirklich körperlich empfinden kann. André ist ja noch ein Neuling, wenn es um das Ausleben von Emotionen geht. Diese Blockade hat sicher mit etwas Tieferem oder weiter Zurückliegendem zu tun. Ein zu starkes Insistieren auf diesen Punkt würde vermutlich nur Andrés Neigung verstärken, sich für unfähig zu halten, etwas richtig zu machen, und sich nicht gut genug zu fühlen. Er empfindet seiner Frau gegenüber viel Wut, und dem Ausleben dieser Wut muss er Zeit und Energie widmen.

André konzentriert sich also auf diese Aufgabe. Er bemerkt, dass sich die Beziehung zu seiner Frau entspannt, dass sie ihm weniger Vorwürfe macht und dass sie sich bemüht, damit „er sich aus dem Familienleben nicht so ausgeschlossen fühlt“. Er erkennt, dass in Wirklichkeit nicht seine Frau sich ändert. Die Beziehung entwickelt sich in die gewünschte Richtung, weil er sich das Recht gewährt zu leben, was er empfindet. Er stellt fest, dass er nicht mehr so häufig den Drang verspürt, sich im Pub nebenan zu entspannen. Jetzt kommt es vor, dass er er allein spazieren geht und vom Gehen profitiert, um seine Denke auszuschalten. Das bedeutet nicht, dass er gar keinen Alkohol mehr trinkt, doch wenn es vorkommt, dann immer im Zusammenhang mit einer vorangegangenen Anspannung. Es gelingt ihm sehr wohl, den geselligen vom zwanghaften Alkoholkonsum zu trennen: Dem einen geht keine Anspannung voraus und er findet bei guter Laune statt, der andere findet zwanghaft statt, solange eine Entspannung nicht erreicht ist.

Obwohl André seine Wut über die Haltung seiner Frau regelmäßig zum Ausdruck bringt und die Beziehung auch nicht mehr so angespannt ist, fühlt er sich weiter von ihr vernachlässigt und ist deshalb unzufrieden. Ich frage ihn, ob das bereits vor der Geburt seines Sohnes der Fall war, und er antwortet mir, nicht ohne selbst erstaunt zu sein: „Ja, ich war immer unzufrieden, und meine Frau hat mir damals schon gesagt, dass ich nie zufrieden bin mit dem, was sie mir gibt, obwohl sie den Eindruck hatte, mir soviel Aufmerksamkeit wie nur möglich zu schenken." André ergänzt, dass dem auch in seinen vorangegangenen Beziehungen so war. Seit er Beziehungen hat, kam er sich regelmäßig vernachlässigt vor.

Im Anschluss an dieses Gespräch verspürt André eine heftige Wut auf seinen Vater. Erinnern wir uns daran, dass dieser Mann die Familie verlassen hat, als André ein Jahr alt war. Seiner Mutter zufolge ertrug es der Vater nicht mehr, dass sein Sohn seine Frau ganz für sich einnahm. Mehrere Male bringt er seine Wut und seine tiefe Trauer darüber zum Ausdruck, dass er keinen Vater hatte und und von diesem verlassen wurde. Jetzt fühlt sich André etwas leichter und merkt, dass er seiner Frau gegenüber längst nicht mehr so fordernd ist. Auch sie ist nicht mehr so angespannt. Nach und nach gelingt es ihr, sich neu zu organisieren und ihren Sohn gelegentlich einem Babysitter zu überlassen, damit sie zusammen essen gehen können, was André sehr freut. Sein Alkoholkonsum erreicht auch wieder ein „normales" Maß und ist nicht mehr so zwanghaft. Es fällt André schwer zuzugeben, dass diese Entwicklung nicht der Zeit geschuldet ist, die bekanntlich alle Wunden heilt, sondern der Tatsache, dass er sich das Recht eingeräumt hat, all seine Wut über das erlittene Verlassenwerden auszuleben. Nach und nach findet er auch, dass es eine Leistung war, diesen Prozess auf sich zu nehmen, und dass er sich dazu beglückwünschen kann.

Was können wir aus Andrés Erfahrungen lernen?

Die Geburt eines Kindes ist ein Ereignis, das für einen Elternteil traumatisch sein kann. Sie kann offenkundig machen, was bisher ignoriert oder nicht zugegeben wurde: dass man einmal verlassen wurde und darunter leidet. Wenn die Mutter sehr mit dem Säugling beschäftigt ist, kann der Vater das als ein weiteres Verlassenwerden empfinden. Das wird er natürlich leugnen, denn er kann sich gar nicht vorstellen, dass er aufgrund der Ankunft eines Kindes leidet, das er sich in den meisten Fällen ja gewünscht hat. Gelingt es ihm aber, diese Realität zuzugeben, wird er ein schlechtes Gewissen haben, weil er nicht so glücklich ist, wie er es zu sein hat.

Es kann auch vorkommen, dass die Mutter ihr Kind ablehnt, weil dieses zu viel Platz einnimmt und ihr keine Zeit mehr für sich selbst lässt. Diese Situation tritt häufiger ein, als man denkt. Im Gespräch geben das bestimmte Mütter unter dem Schutzmantel der ärztlichen Schweigepflicht auch zu. Das ist weder beschämend noch verwerflich, verlangt aber danach, dass die betroffenen Personen ernsthaft an ihrer Verlassenheit arbeiten. Dieser Prozess erlaubt der Mutter, sich nicht länger zu schämen und sich keine Vorwürfe mehr zu machen. Und es erlaubt ihr, sich selbst zu ermächtigen, ihrem Kind Liebe zu schenken. Wenn weder Vater noch Mutter verstehen, was vorgeht, dann wird natürlich auch das Kind die Zurückweisung empfinden und später an Verlassenheit leiden. Um diesen Kreislauf zu unterbrechen, ist es deshalb entscheidend zu erkennen, dass die Geburt eines Kindes bei den Eltern zu Spannungen führen kann, die mit viel tiefer sitzenden Ereignissen zusammenhängen als der simplen Verstimmung darüber, sich nicht mehr ganz so unabhängig oder im Mittelpunkt zu fühlen.

Mic

Kapitel 10

Die sexuelle Abhängigkeit

Der an Verlassenheit Leidende lebt seit seiner Kindheit mit Angst und Schuldgefühlen. Sie sind seine Wegbegleiter, mit denen er sich abfindet, und die ihn dazu bringen, im Alltag verschiedene Haltungen einzunehmen. So kann er verschiedene Abhängigkeiten entwickeln: Esssucht (Bulimie), Spielsucht, Alkoholsucht, Drogen- oder Medikamentensucht, Sport- oder Sexsucht, um nur einige zu nennen. Hinter dem unwiderstehlichen Drang zu gefallen verbirgt sich häufig eine ausgeprägte Angst davor, vom Anderen nicht geschätzt und geliebt zu werden. Diese Angst kann den Verlassenen zu einer endlosen Flucht treiben, ohne ihm je die Bestätigung zu geben, auf die er so erpicht ist.

Michel

Michel ist 38 Jahre alt und seit acht Jahren verheiratet. Er ist ein attraktiver und intelligenter Mann, der im Bankenmilieu tätig ist. Er erfreut sich eines beachtlichen Privatvermögens, verdient aber auch sehr gut. Er behauptet, seine Frau zu lieben, könne aber nicht anders, als sie zu betrügen. Er war in seinem ganzen Leben noch nie treu. Während der letzten beiden ernsthaften Beziehungen, die er vor seiner gegenwärtigen Ehe hatte, war es genauso. Eine dieser Beziehungen zerbrach daran, dass seine damalige Gefährtin hinter seine zahlreichen Abenteuer kam. Seine Frau hingegen scheint bisher noch keine Gewissheit über seine Untreue zu haben. Doch er will, sagt er mir, „von [seiner] sexuellen Abhängigkeit geheilt werden, bevor es zu spät ist"...

Er erklärt mir, dass er einfach nicht anders kann, als die Frauen zu erobern, mit denen er zu tun hat und die er anziehend findet, sowohl am Arbeitsplatz als auch im gesellschaftlichen Leben. Er fügt hinzu, dass er die Frauen liebe und sie ihm viel zurückgeben. Lange glaubte er, dass die Lust am Spiel die Ursache seines Eroberungsdranges sei, doch ihm ist bewusst, dass dieser Drang weit zwanghafter ausfällt, als er bisher dachte. Er *muss* einer solchen Frau einfach gefallen, obwohl er sich im Grunde nicht wirklich zu ihr hingezogen fühlt. „Sogar wenn meine Frau dabei ist, muss ich dagegen ankämpfen, meinen Gelüsten freien Lauf zu lassen", bekennt er.

Sein Ziel ist es, sein Gegenüber um jeden Preis zu erobern, zu berühren und zu besitzen. Es reicht ihm nicht zu sehen, dass er bei jemandem ankommt. Deshalb muss er sein Streben auch bis zum Ende ausleben und eine sexuelle Beziehung mit der jeweiligen Frau eingehen. Der Beischlaf ist kein Selbstzweck, sondern der Beweis, dass er wirklich ankommt, „denn man weiß ja nie, ob man sich nicht getäuscht hat, solange man nicht miteinander geschlafen hat". Sobald die Illusion und der Geschlechtsakt vorüber sind, fühlt er sich entspannt und kann die Beziehung beenden, „indem [er vorschiebt], verheiratet zu sein, [seine] Frau zu lieben und keine unnötigen Komplikationen haben zu wollen".

Was empfindet er für die Frauen, die er erobert? „Verlangen. Mir ist aufgefallen, dass ich ein viel stärkeres Verlangen für die empfinde, die mir widerstehen, als für die anderen." Auch wenn seine besten Freunde auf dem Laufenden sind, spricht er mit seinen Angehörigen nicht über sein Liebesleben, denn er hat keine Lust, sich seiner Erfolge zu rühmen, und versteht auch nicht, wenn andere das tun. „Ich lebe so, aber mir ist klar, dass es etwas Krankhaftes hat, wenn man um jeden Preis gefallen will. Aber ich sage diesen Frauen nie, dass ich sie liebe, denn das wäre eine Lüge und auch eine schändliche Art der Eroberung. Es ist nämlich schwerer, jemanden anzumachen, wenn man die Wahrheit sagt, statt zu lügen und falsche Versprechungen zu machen."

Was empfindet er für die Frauen, mit denen er Sex hatte, nachdem er sie verlassen hat? „Um ehrlich zu sein, nicht viel. Sie sind ja selbst für ihr Handeln verantwortlich und für das, was sie erleben. Ich habe auch kein schlechtes Gewissen, denn um miteinander zu schlafen braucht es zwei. Ich habe nie eine Frau gezwungen, Sex mit mir zu haben." Michel fügt bei dieser Gelegenheit auch hinzu, dass er weder vorzeitige Samenergüsse noch andere Probleme beim Sex hat. Er hat keine komplizierte Sexualität, keine Neigung zu Fetischen oder andere besondere Vorlieben.

Michel hat seine Frau vor zehn Jahren kennengelernt. Im Gegensatz zu den anderen Frauen hat nicht er versucht, sie zu erobern, sondern sie ihn. Anfangs hat ihn das überrascht, dann hat er sich auf dieses ungewohnte Spiel eingelassen, das er sehr angenehm fand. Zuerst dachte er auch, diese Beziehung würde nicht halten, doch nach mehreren Monaten war ihm klar, dass er sehr an ihr hing. Daraufhin hat er versucht, mit ihr zu brechen, doch sie ist zurückgekommen und hat ihm gesagt, sie werde nicht zulassen, dass er diese Beziehung zerstöre. Diese Worte haben ihn sehr berührt, und sie klingen noch immer in ihm nach. Deshalb hat er sich „erlaubt, [sich] lieben zu lassen und sie zu lieben". Die Beziehung wurde immer intensiver, weshalb sie einige Monate später beschlossen haben zu heiraten. Ihre Beziehung ist sehr angenehm, verständnis- und liebevoll. Auch der Sex ist befriedigend, obwohl sie nicht sehr oft Sex haben, dafür aber sehr schönen, was beide bisher zufriedenstellt.

Michel betont noch einmal, dass seine außerehelichen Aktivitäten nicht von der sexuellen Lust, sondern von dem Wunsch nach Eroberung geleitet werden. Woher kommt dieser? Michel hat keine Ahnung. Er stammt aus wohlhabenden Kreisen, in denen Sex nicht wirklich Gesprächsthema war, und erinnert sich nicht, dass seine Eltern Liebhaber oder Liebhaberinnen gehabt hätten. Seine Kindheit und Jugend ist gut verlaufen. Die Familie war einander sehr verbunden. Beide Eltern schenkten ihrem einzigen Kind viel Liebe. „Zugegeben, meine Eltern sind beide nicht sehr herzlich, aber ich weiß, dass sie mich lieben und wollen, dass ich glücklich bin."

Wenn Michel mit mir spricht, verspüre ich bei ihm einen starken Wunsch, alles zu kontrollieren. Das zeigt sich in seinen bedächtigen Aussagen und seiner überlegten Art zu reden, obwohl er das erste Mal so viel über sein Problem spricht. Ich weise ihn darauf hin, und er bestätigt mir die Richtigkeit dieser Beobachtung, denn im Grunde hat er überhaupt kein Selbstvertrauen. „Schon als Kind habe ich gelernt, andere zu täuschen und ein Bild von mir zu zeigen, das nicht dem Menschen entspricht, der ich wirklich bin. Das hat auch meine Frau durchschaut, die das allerdings nie nutzt, um mir wehzutun."

Michels Vater hat mit Immobilien ein Vermögen gemacht. Da seine Arbeit, seine Projekte und seine vielen gesellschaftlichen Verpflichtungen ihn sehr ausfüllten, war er häufig nicht zu Hause. Seine Mutter dagegen, die nicht außerhalb arbeitete, war sehr präsent. Sobald ihr Mann nach Hause kam, ließ sie alles stehen und liegen, um sich ganz ihm zu widmen. Sein Vater wollte die Aufmerksamkeit seiner Frau und seines Sohnes ganz für sich haben.

Michels Vater war auch in Bezug auf die schulischen Leistungen sehr streng. Da Michel kein besonders eifriger Schüler war und sich im Unterricht oft langweilte, wurde er vom „Patriarchen" oft zurechtgewiesen. Was empfand Michel dabei? „Wenn ich jetzt davon spreche, wird mir klar, dass mich das sicher geärgert hat, denn nie hat er auf meine Person oder das, was ich machte, Rücksicht genommen, auch nicht auf meine Probleme." Für seinen Vater waren Probleme nur dazu da, um gelöst zu werden. Für Beschwerden und Emotionen war kein Platz. Seine Mutter war zwar viel humaner, hielt jedoch immer zu ihrem Mann und verteidigte den Sohn nie, was Michel sehr ärgerte. Waren sie jedoch unter sich, ohne den Vater, dann klang sie häufig ganz anders. All das erklärt, warum Michel in seiner Kindheit kein Selbstvertrauen hatte. Da er keine Schwächen zeigen durfte, beschloss er, die Haltung einzunehmen, die sein Vater von ihm erwartete. So kommt es, dass Michel auch als Erwachsener kein Selbstvertrauen hat und sich bei der Arbeit oder in Gesellschaft anders präsentiert.

Als er mir von seiner Kindheit erzählt, entdeckt Michel eine Verbindung zwischen seinem Wunsch, Frauen zu erobern, und seinem mangelnden Selbstvertrauen. Er möchte aber nicht unerwähnt lassen, dass er angesichts einer Frau, die er begehrt, genug Selbstvertrauen in sich hat, denn sonst könnte er sie ja schlecht verführen. Michels Denke hält die Zügel in der Hand und schickt ihn in die Zukunft. Das erklärt auch, warum er beim Verführen unbedingt bis zum äußersten Punkt gehen und Sex mit der Frau haben muss, die er umgarnt. Sonst könnte er sich ja geirrt haben; die Frau könnte sich ja nicht wirklich zu ihm hingezogen fühlen.

Kurze Zeit nach diesem Gespräch wird Michel bewusst, dass es eine direkte Verbindung zwischen seinem Mangel an Selbstvertrauen und der Tatsache gibt, dass sein Vater ihn nie wirklich ermutigt oder beglückwünscht hat. Es ist interessant festzustellen, dass viele Menschen, die unter mangelndem Selbstvertrauen leiden, die Schuld dafür in ihrem Umfeld suchen, das nichts oder nicht genug getan hat, um ihnen dabei zu helfen, sich ihres Wertes bewusst zu werden. Dabei wird der Mangel an Selbstvertrauen viel mehr durch die Denke verursacht, die den Menschen über die Zukunft nachgrübeln lässt. „Ich schaffe das nicht, vor anderen zu sprechen, ich stottere bestimmt", so lautet ein typischer Gedanke, der ihnen in den Sinn kommen könnte. Da mögen sie sich noch so gut zureden und versuchen, positiv zu sein oder sich sagen, dass man diese Übung doch schon viele Male erfolgreich absolviert habe; solange das Ego diese Menschen an die Zukunft denken lässt, bleibt ihr Mangel an Selbstvertrauen bestehen.

Die einzige Möglichkeit, sein Selbstvertrauen wiederzufinden, besteht darin, die Denke auszuschalten, indem man seine Aufmerksamkeit auf seinen Körper und seine Sinneseindrücke lenkt. Alles andere wäre eine Illusion. Nur im Hier und Jetzt haben wir keine Angst und demzufolge Vertrauen in uns selbst. Statt die Zähne zusammenzubeißen und sich zu beherrschen, muss Michel seine Denke ausschalten, um sein Selbstvertrauen wiederzuerlangen.

Es bleibt das Problem mit Michels Vater, der ihn nie ermutigt oder beglückwünscht hat. Was empfindet er angesichts dieser Tatsache? Seit vielen Jahren schon hat er eine große Wut in sich, die von der Denke blockiert wird. Er muss sich also gestatten, diese Emotion anzuerkennen und zu spüren, um sie ausleben zu können. Diesen Weg wählt er.

Als er kurze Zeit später seine Mutter, die er sehr liebt, und ihre Rolle bei seiner Erziehung erwähnt, verspürt er ein akutes Unbehagen. Er sagt mir, dass sie ihn hätte verteidigen oder beschützen müssen, dass sie aber nichts dergleichen getan habe. Jetzt erkennt er, dass er auch auf sie wütend ist, da sie ihn in gewisser Weise zugunsten seines Vaters fallen ließ, sobald dieser nach Hause kam. „Sie war dann ganz anders, total unterwürfig und ohne eigene Persönlichkeit. Sie wurde zur Frau meines Vaters, und alles andere existierte nicht mehr!" Da er erkennt, dass er wütend ist, bringt Michel diese Emotion auch zum Ausdruck, was ihm sehr guttut. Kurze Zeit später fällt ihm auf, dass er jetzt mit seinem Vater viel leichter über seine Arbeit sprechen kann und dass dieser ihm mehr zuhört. Er berichtet mir, dass sein Vater mit zunehmendem Alter wohl weiser und aufmerksamer werde.

Wir sehen, dass Michel sich der Leistung nicht ganz bewusst ist, die er für sich selbst erbracht hat und aufgrund derer er sich jetzt mehr respektiert. Er glaubt (eine weitere Einflüsterung der Denke), sein Vater habe sich verändert. In Wirklichkeit hat er selbst sich verändert. Michel erntet die Früchte seiner eigenen Arbeit: Indem er sich respektiert, bleibt dem Anderen keine andere Möglichkeit, als ihn auch zu respektieren. Und dadurch entwickelt die Beziehung sich in die richtige Richtung.

Michel ist sehr glücklich über den Weg, den er zurückgelegt hat, und gratuliert sich manchmal selbst dazu. Doch das Problem, das er regeln wollte, bleibt bestehen: Er fühlt sich noch immer von einer unwiderstehlichen Kraft dazu getrieben, Frauen zu erobern, und bemerkt, dass es ihm sehr schwerfällt, diese ärgerliche Neigung loszuwerden. Man sollte meinen, er hat das Problem der Verlassenheit gelöst, die ihn dazu trieb, sich regelmäßig und häufig bestätigen zu lassen, dass er die Fähigkeit hat, andere zu verführen und dass ihm dies Wertschätzung einbringt. Doch das ist nicht der Fall.

Ich möchte von ihm wissen, ob ihn die körperlichen Kontakte in seiner Ehe und in seinen vielen Affären befriedigen oder ob er den Eindruck hat, dass seine Erwartungen nie gänzlich erfüllt werden. Er gesteht mir, dass der Kontakt zu seiner Frau viel befriedigender ist, denn er bringt ihm eine Wärme und ein Wohlbefinden, die er beim flüchtigen Sex mit anderen Frauen nicht empfindet. Er erzählt mir auch, dass diese Wärme nie so intensiv gewesen sei wie die, welche er als kleiner Junge in den Armen seiner Kinderfrau empfunden habe. Michel hatte nämlich eine Kinderfrau, die sich um ihn kümmerte, bis er drei Jahre alt war. Dann verließ sie die Familie, denn sie konnte nicht länger in dem Land arbeiten, in dem sie damals wohnten. Deshalb war er von einem auf den anderen Tag allein zurückgeblieben.

Als er diese Episode erwähnt, hat Michel Tränen in den Augen. Er sagt mir, wie traurig er darüber sei, fügt aber sofort hinzu: „Das Leben ist nun mal so und ich habe damit sowieso schon lange abgeschlossen." Doch er kann die Tränen nicht zurückhalten und fängt an zu schluchzen. Das Gespräch hat ihn sehr erschüttert, umso mehr, als ich mir die Frage gestattet habe, ob hinter dieser Trauer nicht noch eine andere Emotion lauere. Um auf diese Frage, die ihm albern erscheint, antworten zu können, muss er sich wieder in die Situation hineinversetzen, die er als Dreijähriger erlebt hat. Er darf es nicht mit den Augen des 38-jährigen Mannes sehen und analysieren. Dieser Punkt ist entscheidend. Der von Michel geäußerte Satz, dass das Leben nun einmal so sei..., stammt natürlich von einem Erwachsenen, der ein Vorkommnis aus seiner Vergangenheit analysiert und schließt, dass man eine Kinderfrau nicht sein ganzes Leben behalten kann und dass man sich nicht mit solchen Kindereien aufhalten dürfe. Zudem erzählt mir Michel zwar von der Kinderfrau, die unmöglich bei ihm bleiben konnte, aber von sich und seinen Emotionen redet er überhaupt nicht. Was empfand er, als man ihm die Trennung ankündigte? Wie lief das ab?

Bei unserem nächsten Treffen beschreibt mir Michel die Szene, an die er sich noch lebhaft erinnert: Er spielte gerade in seinem Zimmer, als seine Mutter hereinkam und ihm sagte, dass die Kinderfrau in drei Tagen fort sein würde, denn sie könne nicht bleiben. Daraufhin fing er an zu brüllen, „Nein, das stimmt nicht!" und stürzte in die Küche zur

Kinderfrau. Er flehte sie an, ihm zu versichern, dass das falsch sei. Die Kinderfrau weinte und nahm ihn in die Arme. Sie sagte, dass es leider wahr sei, dass sie ihn liebe und dass es ihr leidtue, gehen zu müssen. Michel hat sie von sich gestoßen und ist zum Weinen auf sein Zimmer gelaufen.

Nach diesem Zwischenfall hat er die drei letzten Tage an sie geschmiegt verbracht, bis zum Augenblick ihres Aufbruchs. Auch an diesen Tag erinnert er sich sehr gut: Seine Mutter hatte ihn den Armen der Kinderfrau entrissen, ihr gesagt, dass sie jetzt fahren müsse, und Michel befohlen, stark zu sein. Am selben Abend war der Vater nach Hause gekommen und hatte ihn zu sich gerufen, um ihm zu sagen, dass es sich für einen großen Jungen wie ihn nicht gehöre zu weinen...

Michel verspürte eine immense Wut auf seine Eltern und hat es auch geschafft, sie auszuleben. Wie hat er sich danach gefühlt? „Ein bisschen besser, aber es reicht, dass ich den Vorfall noch einmal erzähle, und schon spüre ich eine große Anspannung und eine große Leere im Bauch." Was will sein Körper ihm damit sagen? Dass seine Denke präsent ist, weil er entweder in die Vergangenheit oder die Zukunft blickt, oder weil da noch eine nicht anerkannte, nicht empfundene und nicht ausgelebte Emotion ist. Welche Emotion verbirgt sich noch in ihm?

Michel erkennt, dass die Wut, die er noch immer empfindet, sich dieses Mal gegen die Kinderfrau richtet, an der er so hing. Er kann sich nicht entschließen, das zuzugeben, denn sie war bei ihrem Abschied so traurig und unglücklich! Sie war „die einzige Frau, die [ihm] Liebe und Wärme entgegengebracht hat". Es braucht etwas Zeit und ein ständiges Ausschalten der Denke, damit Michel die aufgrund des Weggangs der Kinderfrau empfundene Wut wieder verspüren kann. Und er braucht noch länger, um sich zu erlauben, diese Wut auch auszuleben.

Seit ihm das gelungen ist, empfindet Michel ab und zu noch das starke Verlangen, eine Frau zu erobern, schafft es aber, das nicht weiter zu verfolgen, weil die zwanghafte Lust nicht mehr da ist. Bei dieser Gelegenheit erkennt er auch, dass er jenes Verlangen häufig dann hat, wenn er angespannt ist. Es reicht also, dass er seine Denke ausschaltet und seine Emotionen auslebt, damit dieses Verlangen verschwindet.

Was können wir aus Michels Erfahrungen lernen?

Michels sexuelle Abhängigkeit ist nichts anderes als eine Äußerung seines Körpers, hinter der sich eine Anspannung verbirgt, die zu beheben er versäumt hat. Das ist die Anspannung, die er tief aus sich herausgeholt hat, um sie verschwinden zu lassen und zu genesen. Seine Abhängigkeit hätte verschiedene Formen annehmen können (Alkohol, Drogen, Essen, Videospiele, Sport), doch bei ihm war es der Sex. Den Grund dafür zu suchen, ist nicht so wichtig und ändert nichts an der zu leistenden Arbeit.

Mittels einer Analyse hätten wir schnell zu der Schlussfolgerung gelangen können, dass seine Eltern der Ursprung seiner Verlassenheit sind. So ist es aber nicht. Natürlich hat ihre Haltung bei Michel Wut und ein Gefühl der Vernachlässigung hervorgerufen, doch die wahre Wurzel seiner Verlassenheit war eine andere. Eine rationale Analyse bringt nur sehr selten eine Antwort, wohingegen das Konzept, die Denke auszuschalten, sehr viel schneller und zuverlässiger hilft. Doch der wahre Grund dringt nur an die Oberfläche, wenn der Betroffene auch dazu bereit ist.

Michel musste deshalb zuerst lernen, seine Denke auszuschalten und die Wut auf seine Eltern auszuleben. Anschließend konnte er zur Ursache seiner Verlassenheit vordringen. Er war eigentlich nicht bereit, dieses Ereignis noch einmal emotional zu durchleben und musste quasi trainieren, bevor es ihm gelang, seine Vergangenheit endgültig zu reinigen. Viele Menschen, die an Verlassenheit leiden, haben Angst davor, eine Behandlung zu beginnen. Sie haben den Eindruck, dass das, was ihnen enthüllt wird, zu schmerzhaft ist und sie um den Verstand bringen könnte. Doch sie können versichert sein: An die Oberfläche dringt nichts, was der Betroffene nicht bereit ist, auszuleben und zu klären!

Michels Erfahrungen zeigen deutlich, dass Verlassenheit, die durch einen Mangel an Liebe entstanden ist, nicht durch die Suche nach Liebe außerhalb des eigenen Ichs geheilt werden kann. Erst wenn der Betroffene die Liebe zu sich selbst wiederentdeckt, ist Heilung möglich. Das ist Michel gelungen, und man kann nur bewundern, welch harte Arbeit er da geleistet hat.

Sop

Kapitel 11

Die Suche nach der perfekten Beziehung

Weil ein Verlassener aufgrund eines Mangels an Liebe eine Verletzung davongetragen hat, ist er auf der Suche nach einer Beziehung, in der er die Art Liebe findet, die er sich wünscht. Diese Suche kann nur eine intellektuelle sein, denn der Verlassene hat nur wenige persönliche Erfahrungen, auf die er sich berufen kann. Folglich wird er sich bemühen, diese theoretische Vorstellung in seinen Alltag zu übertragen – mit allen Konsequenzen, die das mit sich bringen kann.

Sophie

Sophie ist 39 Jahre alt. Sie arbeitet seit fünf Jahren als Krankenschwester auf einer Dialysestation und mag ihren Job. Doch sie hat den Eindruck, dass ihre Arbeit von den Ärzten und einigen Familienmitgliedern ihrer Patienten nicht anerkannt wird. Sie hat sich gerade nach acht Jahren Beziehung von ihrem Freund getrennt. Sie sagt mir, sie sei verzweifelt, leide an Schlafstörungen und stünde kurz vor einem Nervenzusammenbruch. Sie ist „bereit, alles hinzuschmeißen, so sehr [hat sie sich] und [ihr] Gefühlsleben satt, das eine Katastrophe ist". Sie war noch nie verheiratet, obwohl sie seit Langem eine Familie gründen möchte. Sie wünscht sich einen Mann, mit dem sie eine erfüllte und harmonische Beziehung führen kann.

Sophie erzählt mir, dass sie seit dem Ende ihrer Pubertät vier ernsthafte Beziehungen hatte: Die erste dauerte vier Jahre, die zweite fünf Jahre und die dritte zwei Jahre. Wie auch die letzte sind sie alle gescheitert. Sophie hat die Beziehungen beendet, weil sie ihr nicht gaben, was sie erwartete. „Ich kann mir nicht vorwerfen, für das Scheitern verantwortlich zu sein, denn ich habe immer alles getan, damit die Beziehungen so perfekt wie möglich waren. Jedes Mal habe ich sehr viel Geduld mit meinen Freunden gehabt, damit sie sich besser darauf einstellen können, was ich mir wünsche."

Sophie hat eine klare Vorstellung davon, was ein „echtes Paar" ausmacht: Kommunikation, Verbundenheit, beiderseitiges Verlangen, Vertrauen und gegenseitige Bewunderung gehören dazu. In diesen Worten definiert sie die Liebe und sagt mir dann, dass sie den Glücklichen noch nicht gefunden hat. Jeder ihrer Partner stand für eines oder zwei der Elemente, die in ihren Augen wesentlich sind, aber nicht für alle.

In ihrer letzten Beziehung hat Sophie versucht, ihrem Freund zu erklären, was sie sich wünscht. Dieser hat aber nie auch nur ansatzweise Bewunderung für ihren Beruf gezeigt. Er stand ihrem Engagement sogar ziemlich kritisch gegenüber, denn sie steckt viel Zeit und Energie in ihre Arbeit. Sie hat ihn darauf hingewiesen, doch das änderte nichts. Außerdem war dieser Freund nach vier Jahren auch in sexueller Hinsicht nicht mehr so aktiv und zeigte ihr damit, dass er sie nicht mehr so anziehend fand wie zu Beginn der Beziehung. Als sie mit ihm darüber sprechen wollte, entgegnete er, dass dem nicht so sei, dass es sich um eine vorübergehende Phase handele und dass die Arbeit ihm Sorgen bereite. Doch die Sorgen verschwanden, ohne dass sein Verlangen zurückkehrte.

Sophie zufolge hat sie viel Geduld mit ihrem Partner bewiesen, denn sie wollte wirklich mit ihm zusammenbleiben. Doch sie hat die Beziehung beendet, weil ihr klar wurde, dass nichts voranging und ihre

Erwartungen sich nicht erfüllen würden. Lieber wollte sie mit ihm brechen, als die Illusion aufrechtzuerhalten, dass ihr Freund sein Verhalten ändert. Sie leidet sehr darunter, denn sie hasst Trennungen. Doch sie findet auch, dass ihr Partner sie getäuscht hat, weil er nichts unternommen hat, um die Trennung zu verhindern. Was hätte er denn unternehmen können? „Eine Anstrengung, um die richtige Richtung einzuschlagen!", erwidert Sophie. Zum Beispiel hätte er seine Liebe und sein Verlangen deutlicher zeigen können. Sie hat sich oft dazu geäußert, und es schien ihr, als wäre ihr Freund theoretisch einverstanden, schaffe es jedoch nicht, sie zufriedenzustellen.

Sophie ihrerseits hat alles getan, damit die Beziehung bestmöglich läuft. „Ich habe mich selbst dann um ihn gekümmert, als ich große familiäre Probleme hatte und meine Mutter im Sterben lag. Doch diese Art von Aufmerksamkeit habe ich im Gegenzug nie bekommen." Sie findet, dass sie in ihren Beziehungen mehr gibt, als sie bekommt, und dass ihre Liebsten „nie auf dem Niveau waren, dass [sie] von ihnen erwartete". Warum aber hat sie mit der Trennung so lange gewartet, obwohl sie von Anfang an nicht das bekam, was sie wollte? Sophie erwidert, dass sie diese Männer liebte und ihnen eine Chance geben wollte, sich zu bessern und so zu leben, wie man es von einem Paar erwarten kann.

Sophie nennt mir ein konkretes Beispiel, damit ich nachvollziehen kann, was sie unter einem „echten Paar" versteht. Eines Tages kommt ihr Freund wie angekündigt ziemlich spät von der Arbeit. Er sagt ihr, er sei nach diesem harten Tag müde. Das versteht sie sehr gut, da sie ebenfalls manch anstrengenden Arbeitstag hat. Ihre Müdigkeit hindert sie jedoch nicht daran, sich ihm gegenüber so angenehm wie möglich zu geben. An besagtem Abend hat sie ein gutes Essen zubereitet und den Tisch schön gedeckt, denn das ist freundlicher, als auf dem Sofa vor dem Fernseher zu essen. Sie freut sich, als er die schöne Tafel und das gute Essen lobt. Nach dem Essen sinkt er aufs Sofa und schaltet den Fernseher ein. Das missfällt Sophie, die ihn darauf hinweist und ihm sagt, dass sich in einer Partnerschaft jeder bemühen müsse. Sie versteht ja, dass er müde ist, doch statt eine uninteressante Sendung anzuschauen, könnte er ein bisschen zärtlich zu ihr sein. Sophie erklärt mir, dass es nicht das ist, was sie sich unter einer Partnerschaft vorstellt, und dass sie dies am Ende nur veranlassen kann, ihn zu verlassen, auch wenn ihr das schrecklich wehtut.

Was empfindet Sophie nach der Trennung? „Ich bin unglaublich traurig, weil ich erkannt habe, dass ich unfähig bin, eine erfüllte und intensive Beziehung zu führen." Seit der Trennung vor zwei Monaten weint sie viel, fühlt sich dadurch aber nicht besser. Ist sie auch wütend? Wenn ja, zeigt sie das? Sophie erwidert, sie sei eher verstimmt als wirklich wütend. Es enttäuscht sie, dass alle ihre Anstrengungen zur Trennung geführt haben, obwohl sie von etwas ganz anderem träumte. Hinter dieser Enttäuschung verbirgt sich auch eine gewisse Wut, was Sophie auch anerkennt. Gleichzeitig erklärt sie, hauptsächlich auf sich selbst wütend zu sein und nicht zu wissen, wie sie dieses Gefühl abschütteln kann.

Diese Vorgehensweise wird häufig von unserer Denke angewandt. Wenn wir wütend auf uns selbst sind (wohlwissend, dass wir uns selbst lieben sollen), finden wir eine Entschuldigung, um nicht zugeben oder gar ausleben zu müssen, was wir empfinden! Ist die Denke einmal ausgeschaltet, ist die Emotion trotzdem noch da. Die von Sophie empfundene Anspannung, die zu den Schlafstörungen und der großen Reizbarkeit führt, signalisiert ihr, dass es eine Emotion gibt, die sie verspüren und ausleben muss. Nachdem sie das getan hat, fühlt sie sich besser. Dennoch glaubt Sophie nicht daran, endlich einen Mann zu finden, der sie versteht und ihr wahrzumachen hilft, wonach sie sich am meisten sehnt: nach einer harmonischen Partnerschaft.

Ich erkundige mich, woher es kommt, dass sie so erpicht ist auf eine perfekte Beziehung. Die Antwort lässt nicht lange auf sich warten: Sie hat in einer zerrissenen, gestörten Familie gelebt und möchte wahrlich nicht noch einmal erleben, worunter sie in ihrer gesamten Kindheit und Jugend gelitten hat. Ihr Vater hat die Familie ein erstes Mal verlassen, als sie vier Jahre alt war, doch die Ehe war seit Langem zerrüttet. Diesem ersten Mal folgten weitere. Jedes Mal wartete die Mutter auf die Rückkehr ihres Mannes und tat dann alles, um ihn zu Hause zu halten. Er verließ sie jedoch wieder, „weil er nur an sich selbst dachte". Er ließ eine verzweifelte Frau zurück, die an chronischen Depressionen litt und unter dem Einfluss von Medikamenten und Alkohol stand. Dieser Zirkus dauerte etwa zehn Jahre, bis er ihre Mutter endgültig verließ.

Sophie wird sich bewusst, wie sehr sie ihren Vater, den sie seit vielen Jahren schon nicht mehr sieht, gehasst hat. Sie ist genauso wütend auf ihre Mutter, die sich nie Respekt verschaffen konnte. Jetzt begreift sie auch, dass sie ihren Partnern nie eine Chance gibt, denn sie erwartet von ihnen, perfekt zu sein. Perfektion kann ihr jedoch niemand bieten, denn sie existiert nur als Fantasieprodukt des Egos. Also muss Sophie die Wut ausleben, die ihre Denke seit Jahren blockiert. Damit tut sie sich etwas Gutes, die Heilung ihrer Verlassenheit schreitet voran. Und sie kann Kontakt aufnehmen zu ihrem angeborenen Wissen und ihrer Intuition, die ihr dabei helfen werden zu definieren, was ihr in ihrer nächsten Beziehung wirklich wichtig ist.

Dieser Aufgabe wird sich Sophie mit viel Einsatz widmen. Dabei entdeckt sie, dass sich hinter ihrem Wunsch nach Perfektion die grundsätzliche Neigung verbirgt, nie zufrieden zu sein. Das gibt ihr einen guten Grund, sich nie ernsthaft auf eine Beziehung einzulassen, denn mit dem gewählten Partner wird sie sowieso nie das ideale Paar bilden. Sophie erkennt, dass die Suche nach dem Absoluten ihr erspart, von ihrem Freund verlassen zu werden, so wie die Mutter vom Vater verlassen wurde. Diese Suche hat sie dazu veranlasst, sich von ihren Partnern zu trennen, was bei ihr jedoch nur das gleiche Leid auslöste wie das häufige Verschwinden ihres Vaters.

Was können wir aus Sophies Erfahrungen lernen?

Der Wunsch nach Perfektion ist eine andere mögliche Konsequenz der Verlassenheit. Ein Verlassener wünscht sich die ideale Beziehung und sucht nach der perfekten Liebe. Entweder gibt er dem Partner die Schuld am Scheitern oder macht sich Vorwürfe, weil er selbst unfähig ist, dem Anderen die perfekte Liebe zu schenken. In beiden Fällen ist der Verlassene in einer Situation, in der er nur unzufrieden sein kann.

Das führt zur Trennung, ob sie nun von ihm oder dem Anderen ausgeht. Bei jeder Trennung durchlebt er noch einmal das ursprüngliche Verlassenwerden, was sehr schmerzhaft ist und wovor er am meisten Angst hat. Diese Trennungen überzeugen ihn noch mehr davon, dass er unfähig ist, geliebt zu werden, und verstärken gleichzeitig den Wunsch, eines Tages die perfekte Liebe zu finden. So entsteht ein Teufelskreis. Jede neue Bekanntschaft läuft nach dem gleichen Schema ab, lässt den Verlassenen schließlich verzweifeln, treibt ihn in eine Sucht, um das Leid erträglicher zu machen, oder führt zu allerlei körperlichen und seelischen Beschwerden. Er muss zuerst einmal akzeptieren, dass ihm dieses Schema etwas Wichtiges lehrt. Dann muss er diese Nachrichten entschlüsseln, um schließlich mit der Arbeit an seiner Genesung beginnen zu können.

Eran

Kapitel 12

Der Verlassene und die Liebe

Sagen wir es von vornherein: Für einen Verlassenen ist es schwer, friedvoll und gelassen in einer Liebesbeziehung zu leben. Lebt er doch allzu häufig mit Zweifeln und Argwohn, und das sowohl sich selbst als auch anderen gegenüber. Schließlich wurde er nicht so geliebt, wie er es sich gewünscht hat: Und er weiß nicht, was lieben eigentlich heißt. Wir wollen die unterschiedlichen Haltungen näher betrachten, die er in einer Liebesbeziehung einnehmen kann.

Françoise

Françoise ist 42 Jahre alt. Sie ist seit zwölf Jahren geschieden und hat ein Kind. Ihr Lebenslauf ist interessant, denn er zeigt deutlich, welche verschiedenen Einstellungen zur Liebe ein Verlassener haben kann.

Sie ist in einer Familie mit fünf Kindern aufgewachsen. Ein Bruder ist sieben Jahre älter als sie, eine Schwester ist zwei Jahre älter, und sie hat zwei jüngere Brüder. Ihre Mutter arbeitete und ihr Vater war

Schiffskapitän. Er kam nur nach Hause, um sich auszuruhen, und war selten präsent. Sie wurde vor allem von der großen Schwester aufgezogen, mit der sie sich gut versteht, vom älteren Bruder aber gehasst, der sie unsittlich berührte, als sie acht Jahre alt war. Sie sagt mir, dass sie keine traumatischen Erinnerungen daran habe, auch wenn sie das „anormal" fand.

Ihre drei Brüder wurden auf ein Internat geschickt, und Françoise blieb im Alter von zehn Jahren allein mit der großen Schwester und der Mutter zurück. Sie erklärt mir, dass der Auszug eines ihrer jüngeren Brüder (desjenigen, der nach ihr geboren war) ihr Kummer bereitet hat, weil sie sich sehr nahestanden und sie sich viel um ihn kümmerte, als „sei [sie] seine Mutter gewesen". Ihm ging es im Internat, wo er mit seinem großen Bruder zusammen war, sehr schlecht. Françoise hat mit dreizehn Jahren entdeckt, dass er sich an ihm vergangen hatte. Wenn er am Wochenende zu Hause war, verbrachte sie viel Zeit damit, ihn zu trösten. Als er ihr gestand, was mit dem großen Bruder vorgefallen war, wandte sich Françoise an die Mutter. Sie bestritt rigoros, dass so etwas wahr sein könnte, und untersagte jede weitere Diskussion. Das hat Françoise sehr verletzt, und sie nimmt es ihr heute noch übel. Die Beziehung zu ihrer Mutter war immer sehr distanziert: „Sie hat eine kalte Persönlichkeit und hat es nie geschafft, mir die Liebe zu geben, die ich brauchte. Sie kennt keine Zärtlichkeit und zeigt keine Gefühle. Glücklicherweise hatte ich meine Schwester, die meine Vertraute war und mir all die Liebe schenkte, die ich brauchte. Deshalb kann ich sagen, dass es mir in meiner Jugend nicht an Liebe gefehlt hat."

Mit zwanzig Jahren verliebt sie sich unsterblich in einen jungen Studenten aus Lateinamerika und heiratet ihn sechs Monate später. Zum einen erlaubte ihr diese Heirat, das elterliche Heim zu verlassen, zum anderen erhielt ihr Mann so die nötigen Papiere, um im Land bleiben zu können. Er setzte sein Studium fort, während Françoise arbeitete, um für das Paar zu sorgen. Da sie in den schönen Mann sehr verliebt war, akzeptierte sie auch seine Seitensprünge, „obwohl [ihr] das wehtat und nicht gefiel". Sie verzieh ihm auch seine Verschwendungssucht, denn sie wollte nicht noch einmal erleben, was sie mit ihrer Familie und der geizigen Mutter durchgemacht hatte. Die hatte ihr ständig vorgeworfen, zu viel Geld auszugeben, obwohl sie fand, dass sie sehr achtsam mit dem Taschengeld umging, das ihr Vater ihr gab.

Nach und nach merkte Françoise, dass ihr Mann sich von ihr löste und immer egoistischer wurde. Er ging sehr oft ohne sie feiern und konsumierte Kokain. Verbal wurde er immer ausfallender (was bei Kokainsüchtigen verbreitet ist) und einmal schlug er sie sogar. Das hat für Françoise das Fass zum Überlaufen gebracht: Nach fünf Jahren Ehe beschloss sie, sich scheiden zu lassen. Ihr Mann weigerte sich jedoch, und zwar aus rein praktischen Erwägungen: Er brauchte noch ein weiteres Ehejahr, um endgültig die Nationalität des Landes zu erhalten, in dem sie lebten. Sie gab diesem Wunsch nach und „biss während dieses Jahres die Zähne zusammen", denn ihr Mann änderte seine Gewohnheiten keineswegs. Er betrog sie ganz offen, weil ihre Beziehung ja zu Ende war, und lebte weiter auf ihre Kosten, da er ja eigentlich studieren und kein Geld verdienen sollte.

Françoise erklärt mir, sich so verhalten zu haben, weil sie ihren Mann liebte, doch auch aus Angst davor, allein zu sein. Das wird ihr Jahre später klar, doch diese Angst war auch damals sehr präsent. Sie führt diese Furcht auf die wiederholte Abwesenheit ihres Vaters und ihres jüngeren Bruders während ihrer Kindheit zurück. Sie gesteht mir, dass sie Abschiede hasst. Jedes Mal entsteht dann in ihr eine große Leere und sie spürt „anstelle des Bauchs ein riesiges, gähnendes, schmerzhaftes Loch".

Nach einem Jahr des Leidens zog Françoise in eine Einzimmerwohnung und durchlebte laut eigener Aussage einen zweijährigen Albtraum. Sie war total deprimiert, weinte die ganze Zeit und verlor obendrein ihre Arbeit. Sie verließ die Wohnung nicht mehr, entwickelte eine Agoraphobie und hielt sich für völlig nutzlos. Nach einem Selbstmordversuch kam sie zu einem Psychiater in Behandlung, der ihr Antidepressiva verschrieb, die sie aber nicht vertrug. Nach sechs Monaten beschloss sie, sich nicht länger vom Psychiater behandeln zu lassen, sondern es mit Hilfe ihrer Schwester und ihres jüngeren Bruders selbst zu versuchen. Schritt für Schritt fand sie die Kraft wieder, aus der Wohnung zu gehen, und nach zwei Jahren gelang es ihr, eine interessante Stelle bei einem großen Konzern zu finden, wo sie bis heute arbeitet.

Seit der Trennung, bei der sie 25 Jahre alt war, hatte Françoise zahlreiche Bekanntschaften, doch keine war wirklich überzeugend. Sie meint, bei sich die Tendenz zu erkennen, sich nicht sonderlich in einer Beziehung zu engagieren und sich zurückzuziehen, sobald der Partner zu verliebt oder zu anhänglich ist. „Ich habe mit meinem Mann Unterwürfigkeit und totale Abhängigkeit erlebt und bin nicht bereit, diese Erfahrung zu wiederholen. Ich bin sehr auf meine Unabhängigkeit bedacht und mache alles, um sie zu bewahren, auch wenn das zum Ende einer Beziehung führt." Sie möchte nicht mehr so leiden wie in den zwei Jahren nach der Scheidung, und ist sich bewusst, dass das einen direkten Einfluss auf ihr heutiges Verhalten hat. Sie wünscht sich, dass ihr eine Beziehung Gelassenheit bringt, und will sich nicht ein Leben als Paar aufdrängen lassen.

„Als Paar zu leben bedeutet zwangsläufig, in Liebe verbunden zu sein. Das erscheint mir wesentlich. Unterschwellig bedeutet das aber, dass man Zugeständnisse macht, die einen schlussendlich dazu zwingen, Dinge zu tun, die nicht in Übereinstimmung mit der eigenen Person sind. Das ist nicht hinnehmbar, und deshalb verweigere ich mich, denn das wirft einen Schatten auf meine Freiheit." Françoise wünscht sich eine Beziehung, in der beide frei sind und sich nicht durch irgendwelche Zwänge gebunden fühlen. Was ihr zufolge aber nicht bedeutet, dass jeder tun kann, was er will, schon gar nicht, den anderen nach Lust und Laune zu betrügen. Françoises Ansichten sind stichhaltig, doch sie findet kaum Männer, die ihre Ansichten teilen, auch deshalb, weil Françoise sie fordernd und verbissen vorträgt, wie sie selbst zugibt.

Beiläufig und amüsiert erwähnt Françoise außerdem, dass sie in den letzten fünf Jahren nur Affären mit Männern hatte, die im Ausland lebten und häufig sehr eingespannt waren. Da auch sie viel arbeitet, gab es nur wenige Gelegenheiten, Zeit miteinander zu verbringen. Außerdem bevorzugt sie Treffen an neutralen Orten, genau genommen auf halber Strecke zwischen den jeweiligen Wohnorten. So blieb auch viel Raum für Fantasien und Träume, die von der harten Realität der Treffen aber schnell zerstört wurden. Deshalb kam es früher oder später immer zum Bruch, und Françoise litt jedes Mal, weil sie sich zurückgewiesen fühlte. Es schmerzte zwar nicht so sehr wie nach der Scheidung, doch sie fühlte eine große Leere in sich und machte sich Vorwürfe, weil sie sich nicht gestattet hatte, „loszulassen und sich auf die Beziehung einzulassen". Doch wenn sie an ihre Vergangenheit denkt, ist ihr „dieses Leiden immer noch lieber als das zuvor erlebte".

Was können wir aus Françoises Erfahrungen lernen?

Françoise zweifelt an sich und fragt sich, warum sie ein so unbefriedigendes Gefühlsleben hat und was sie falsch macht. Diese Frage steht häufig im Zentrum der Sorgen eines Menschen, der an Verlassenheit leidet. Er versucht, eine Beziehung auf verschiedene Arten anzugehen, erlebt aber jedes Mal, was er am meisten fürchtet: Er wird erneut verlassen. Françoise hat sich in der Beziehung mit ihrem Mann total vernachlässigt. Sie hat sich nicht respektiert und wurde im Gegenzug ebenfalls nicht respektiert und nicht geliebt. Das führte zum Bruch und zu dem anschließenden bitteren Leid. Sie hat aus dem Erlebten gelernt und beschließt, sich auf keine Beziehung mehr einzulassen, um erneutes Leid zu vermeiden. Sie muss sich dennoch verschiedenen Problemen stellen, die trotz der Trennung geblieben sind. Sie verliert ihr Selbstvertrauen, trifft dafür aber ihre Weggefährten wieder: Angst und Schuldgefühle. Diese beiden Ausgeburten der Denke sind seit dem Entstehen ihrer Verlassenheit in der Kindheit präsent. Die Verlassenen leben mit diesen Weggefährten, die oft über ihr Gefühlsleben bestimmen: der Angst davor, verlassen zu werden, und den Schuldgefühlen, weil man jemanden verlassen hat oder nicht liebenswert genug ist.

Wie ist Françoise zu helfen? Indem man sie auf dem Weg der Genesung begleitet, indem sie ihre Denke ausschaltet und sich der verdrängten Wut auf die Menschen bewusst wird, die sie verlassen haben (darunter zu ihrer großen Überraschung auch ihr jüngerer Bruder!). Schließlich wird sie dann mithilfe ihres angeborenen Wissens entscheiden können, was sie in der Liebe fortan erleben will. Dieser Prozess ist lang und manchmal auch schwierig und schmerzhaft. Die Denke ist immer sehr gegenwärtig. Für den Verlassenen ist die Feststellung, dass er nicht geliebt wurde und dass er sich selbst nicht liebt, nur schwer auszuhalten.

„Ich bin nicht liebenswert!"

Ein Mensch, der an Verlassenheit leidet, musste ohne Liebe leben, die doch so wesentlich ist für das körperliche und seelische Gleichgewicht. Er hat nicht die Zuneigung erhalten, die er wollte und erhoffte. Der Grund dafür ist ihm meist unbekannt. Er trägt dieses Leid in sich und hat sich einen Schutzwall errichtet, indem er sich mit seiner Denke verbündete. Da er von den Menschen, die ihm am nächsten waren (also die, die ihn zur Welt gebracht haben oder sich eigentlich um ihn kümmern sollten), nicht geliebt wurde, kann er schlecht wissen, was Liebe eigentlich ist. Er fühlt jedoch, dass er von niemandem geliebt werden kann. Unbewusst kommt er zu der Auffassung, nicht „liebenswert" zu sein. Er geht jede Beziehung mit der Überzeugung an, dass es ihm trotz aller Bemühungen nicht gelingen wird, vom anderen so geliebt zu werden, wie er es sich wünscht. Er erwartet, sich in der Lage wiederzufinden, die auch während seiner Kindheit vorherrschte. Zurückgewiesen zu werden ist seine größte Angst; es ist das Schlimmste, das ihm zustoßen kann. Und das beeinflusst jede zukünftige Beziehung ganz entscheidend.

Der Verlassene ist nicht nur überzeugt davon, nicht liebenswert zu sein, er liebt sich auch selbst nicht. Da man ihn zurückgewiesen hat und er sich nicht angenommen fühlte, glaubt er, etwas Schlechtes an sich zu haben. Am bedrückendsten aber ist, dass er nicht wirklich weiß, warum man ihn so gekränkt hat. Er sucht die Schuld bei sich. Er denkt, er müsse irgendetwas Schlimmes getan haben, um Derartiges zu verdienen. So sagte mir ein Patient, er verstehe, warum seine Eltern ihn von sich gewiesen hatten. Er hatte mir anvertraut, dass er sich nach der Geburt seines kleinen Bruders insgeheim gewünscht hatte, dieser möge sterben, denn er war eifersüchtig auf ihn und nahm ihm übel, seinen Platz eingenommen zu haben. Er war damals zwei Jahre alt. Zum Zeitpunkt unseres Treffens war er 45 Jahre alt und erinnerte sich immer noch an diese schmerzhafte Erfahrung. Der Verlassene entwickelt im Laufe der Zeit ein ausgeprägtes Schamgefühl. Am schlimmsten ist, dass er meist nicht weiß, warum man ihn nicht geliebt hat, und deshalb die wildesten Vermutungen anstellt. Dieser Hintergrund entsteht bereits in der Kindheit und bleibt in der Jugend und im Erwachsenenalter bestehen.

„Ich habe ein schlechtes Bild von mir selbst"

Welches Bild hat der Verlassene von sich selbst? Räumt er sich wirklich einen Wert ein? Seine Denke, die ihn in der Kindheit beschützt hat, um sein Überleben zu sichern, ist sehr stark und schlägt ihm nur abfällige Urteile vor. Das Ego kann nicht anders, als ihn abzuwerten, und der Verlassene ist aufgrund seiner Erfahrungen bereit, sich diese Urteile zu eigen zu machen. Er „weiß" aufgrund seiner Vergangenheit, dass er nicht den Erwartungen anderer entspricht. Er wurde zurückgewiesen und abgelehnt, da er die erforderlichen Qualitäten oder Kompetenzen nicht hatte. Er war nicht hilfsbereit, aufmerksam oder freundlich genug. Er war in intellektueller Hinsicht oder in der Schule nicht brillant genug. Er war nicht schön genug oder hatte einen Schönheitsfehler. Er lächelte nicht häufig genug oder sprach nicht so, wie es den Anderen gefiel. All das ist leider schon vorgekommen.

Der Verlassene ist sicher, nicht einmal die minimalsten Anforderungen zu erfüllen, um von seinem Umfeld akzeptiert zu werden. Folglich entdeckt er an sich einen Defekt, der die Zurückweisung rechtfertigt, auch wenn er ihn selbst erfinden muss. Häufig reicht dem Verlassenen nur eine wie auch immer geartete Aussage aus seinem Umfeld, die ihm als Erklärung dient, warum er nicht „liebenswert" ist. Es kann auch sein, dass er eine beiläufige Bemerkung seines Vaters, seiner Mutter oder einer anderen, für seine Erziehung zuständigen Person für bare Münze genommen hat, eine Bemerkung, die in den Augen des Sprechers gar nicht wirklich wichtig war. So kommt es, dass die betroffene Person aus allen Wolken fällt, wenn der Verlassene ihr die Gründe für seine Empfindungen erklärt, und das Angesprochene ins Reich der Fabeln abschiebt. Wenn wir uns an die Stelle der Eltern versetzen, neigen wir dazu, ihnen recht zu geben. Versetzen wir uns aber an die Stelle des Kindes, das nun erwachsen ist, werden wir ihm glauben. Denn allein seine Empfindungen sind die Wahrheit, die zählt, wenn wir einen Verlassenen auf seinem Weg zur Genesung begleiten.

Das Bild, das der Verlassene von sich selbst hat, ist schlecht. Das erklärt auch, warum er sich nicht darauf beziehen kann, um den Mangel an Liebe zu kompensieren. Vergessen wir nicht, dass er all das in sich bewahrt hat, denn er lebt mit der Vorstellung, Taten begangen zu haben, die andere verletzt haben und der Grund für seine Bestrafung sind. Selbst, wenn er sich einige gute Eigenschaften zuschreibt, so hat er im Grunde kein gutes Bild von sich selbst.

„Ich kann mich nicht lieben!"

Wie steht es um die Liebe, die der Verlassene sich selbst schenkt? Es fällt ihm schwer, sich selbst zu lieben, und das von Kindesbeinen an. Seine nächste Umgebung hat ihm kein positives Bild seiner selbst vermittelt. Wenn das Kind einmal den Standards und den Wünschen der Eltern oder Erzieher entspricht, erhält es natürlich Zuneigung, doch es geschieht ohne Berücksichtigung seiner Persönlichkeit und handelt sich um eine bedingte Liebe. Folglich fällt es dem Verlassenen sehr schwer, sich so zu lieben, wie er ist. Er wird die Person lieben, die er geworden ist, also die Person, die andere von ihm erwartet oder verlangt haben, zu sein. Auch wenn das Kind alles ihm Mögliche versucht, um zum Beispiel brav, ruhig und problemlos zu sein, wird es ihm nie gelingen, seine wahre Persönlichkeit ganz auszuradieren. Sie wird gelegentlich auftauchen. Und das hinterlässt bei ihm das bittere Gefühl, trotz all seiner Anstrengungen nicht wirklich und nicht ganz der sein zu können, den die Anderen sich wünschen. Das trägt dann zur Abwertung und zur kläglichen Vorstellung bei, die der Verlassene von sich hat: „Ich bin nicht mal fähig, den Erwartungen der Anderen zu entsprechen!“ In anderen Situationen wird er dagegen sehr stolz darauf sein, sich genau so zu verhalten, wie man es ihm beigebracht oder nahegelegt hat. Innerlich wird ihm das keine große Freude bereiten, denn er hat das ja nur getan, um dem Anderen zu gefallen, ohne sich um die eigene Person zu kümmern.

Auf jeden Fall wird der Verlassene unzufrieden sein, denn niemand kann genau zu dem werden, der er in den Augen der Anderen werden soll. So überwiegt die Enttäuschung. Es fällt dem Verlassenen also schwer zu glauben, er sei liebenswert und könne von wem auch immer geliebt werden, was unausweichlich dazu führt, sich selbst nicht zu lieben. Man muss nicht einmal verlassen worden sein, um zu diesem Standpunkt zu gelangen, doch beim Verlassenen hat das Ganze eine andere Dimension. Ihn intellektuell davon überzeugen zu wollen, dass er sich irrt, ist wirkungslos, denn er verfügt über alle nötigen Beweise, die er braucht, und sie stammen aus dem eigenen Leben. Wir haben es mit einem Menschen zu tun, der darunter litt, nicht geliebt worden zu sein, der auch weiterhin glaubt, es gebe gute Gründe, um diese Tatsache zu erklären, und der sich deshalb selbst nicht liebt.

„Ich lebe mit der Angst, verlassen zu werden, und mit der Schuld, jemanden verlassen zu haben“

Der Verlassene lebt mit der Angst, erneut verlassen oder zurückgewiesen zu werden, oder mit Schuldgefühlen, weil er es nicht wert war, geliebt zu werden. Folglich lebt er in einer Beziehung, deren Hintergrund Angst, Schuldgefühle und die Gewissheit sind, früher oder später wieder verlassen zu werden. Er ist auf der Hut und kann dem Anderen nicht vertrauen. Versucht der Partner, ihm etwas Positives zu sagen, hält er ihn für wenig vorausschauend oder für berechnend. Deshalb ist er extrem misstrauisch.

„Ich erlebe die totale Verschmelzung!"

Die Angst eines Verlassenen treibt ihn häufig dazu, völlig in seiner Beziehung aufzugehen. Er hat ständiges Herzklopfen, denn er weiß, dass die Beziehung nur vorübergehend ist und keine Chance auf Dauer hat. Er möchte so viel Zeit wie möglich mit dem Partner verbringen. Er mag nämlich die Einsamkeit nicht, die für ihn oft gleichbedeutend mit Verlassenwerden ist. Außerdem hat er Angst, dass der Partner womöglich jemand Besseren findet als ihn. Er klammert sich also an diesen Partner, möchte alles mit ihm teilen und erträgt seine Abwesenheit nicht, die für ihn eine Qual ist. Abschiede erlebt er jedes Mal voller Angst, denn er ist immer im Zweifel, ob er nicht doch verlassen wird. Wenn er den Partner auch nur für einen Tag verlassen muss, kann diese Angst wieder auftauchen. Das Wiedersehen ist jedes Mal sehr emotional, weil der Verlassene einerseits erleichtert darüber ist, nicht verlassen worden zu sein, und andererseits schon wieder Angst vor dem nächsten Abschied hat.

Die Angst des Verlassenen, welche die Ursache für diese Verschmelzung ist, verhindert, dass die Beziehung ausgeglichen ist und der Partner genug Freiräume hat. Er wirft dem Verlassenen häufig vor, ihn zu erdrücken und ihm zu wenig Platz zu lassen. Reflexhaft wird das als Beweis für die eigenen Defizite interpretiert und vor allem als versteckte Drohung einer bevorstehenden Zurückweisung. Der Verlassene möchte also noch mehr Zeit in Gesellschaft des Partners verbringen. Der wird es nach einiger Zeit leid sein und die Beziehung beenden.

Der Verlassene wird seine Beziehung paradoxerweise als leidenschaftlich beschreiben, denn für ihn ist das Zusammensein mit dem Anderen immer auch mit Leid verbunden. Er sieht ihn und denkt bereits an den Moment, in dem sie sich wieder trennen. Er lebt die Beziehung außerhalb der Gegenwart und beteiligt sich an Unternehmungen in dem Glauben, es werde sowieso nicht lange andauern. Er ist ständig angespannt, denn seine Denke ist allgegenwärtig. Die Liebe ist für ihn also eigentlich ein Leiden, er interpretiert sie aber als stark und zeitweise sogar als heftig. Das Leiden entsteht dadurch, dass der Verlassene die Beziehung nicht so lebt, wie sie sich ergibt, da er nicht im Hier und Jetzt ist. Er verallgemeinert im Hinblick auf die Zukunft oder fragt sich, was er Schlechtes getan hat, das den Partner früher oder später veranlasst, ihn tatsächlich zurückzuweisen. Deshalb kann er nicht davon profitieren, was wirklich in der Beziehung geschieht. Er lebt sie nur stückweise und ist die meiste Zeit abwesend.

Da er sich nicht liebt, fällt es dem Verlassenen sehr schwer, sich vorzustellen, er könne geliebt werden. Das kann dazu führen, dass er an den Aussagen des Partners zweifelt und immer mehr Beweise verlangt. Warum? Weil es unvorstellbar ist, dass ein anderer Mensch uns wirklich schätzt oder liebt, wenn wir uns selbst nicht lieben, es sei denn natürlich, der Andere hat selbst ein großes Problem oder ist blind! Eine weitere Möglichkeit, die der Denke des Verlassenen einfällt: Der Andere lügt. Diese These muss überprüft werden, indem man zahlreiche, misstrauische Fragen stellt oder ständig dieselbe Frage wiederholt. Es besteht die Gefahr, dass der Partner das ziemlich schnell satt hat und dem Verlassenen früher oder später recht gibt: „Glaub doch, was du willst, weil du ja sowieso denkst, dass ich dir nicht die Wahrheit sage. Mehr kann ich nicht für dich tun!“ Und der Beweis ist erbracht: Der Partner lügt!

„Ich verlange viel von meinem Partner!“

Ein anderes Vorgehen des Verlassenen besteht darin, den Partner zu drangsalieren, indem er ihn auffordert, seine Liebe zu beweisen. Das kann sich durch das dauernde Senden von Kurznachrichten oder durch häufige Anrufe äußern. Der Verlassene will dann wissen, ob der Partner an ihn denkt oder gedacht hat. Oder er erklärt dem Partner ständig seine Liebe und möchte das bestätigt sehen. Aber der Verlassene ist ja nicht dumm und kann sich an fünf Fingern abzählen, dass der Partner sich verpflichtet fühlt, nett zu ihm zu sein, weshalb er mit den Antworten unzufrieden ist. Er wird also darauf drängen, dass sein Partner ihm wiederholt versichert, dass er ihn liebt. Diese Beteuerungen werden jedoch nie ausreichen, und es besteht die Gefahr, dass der Partner irgendwann die Nase voll hat und die Spielchen des Verlassenen nicht mehr mitmacht. Was auch immer der Verlassene versucht, es kann nur eine Schlussfolgerung geben: Der Partner zwingt sich dazu, ihm zu sagen, dass er ihn liebt, obwohl es in Wahrheit nicht stimmt. Entweder er belügt sich oder den Verlassenen!

In der Partnerschaft ist der Verlassene manchmal sehr anspruchsvoll. Er kann den Partner terrorisieren, der ihm nie genug beweisen kann, wie sehr er an ihm hängt. Dieser Psychoterror kann die verschiedensten Formen annehmen, und der Verlassene wechselt problemlos von einer zur anderen. Er kann auf häufiger Anwesenheit des Partners bestehen und Abwesenheit nicht tolerieren, da er diese als Wunsch des Anderen wahrnimmt, ihn zu verlassen. Natürlich wird er es nicht so direkt formulieren, aber er kann eine große Traurigkeit an den Tag legen, wenn sein Partner ihm gegenüber einen Abend oder ein Treffen erwähnt, zu dem er nicht eingeladen war, oder sagen, dass er sich vom Leben des Partners ausgeschlossen fühlt. Er kann anfangen, nachzufragen und damit andeuten, dass er der dargebotenen Version nicht glaubt. Er kann auch unerfreuliche oder ironische Überlegungen anstellen, um den Anderen zu destabilisieren.

„Ich bin eifersüchtig und misstrauisch"

Für den Verlassenen ist die Freiheit des Partners eine echte Quelle der Angst. Seiner Meinung nach wird ein Ereignis oder eine Begegnung den Partner zwangsweise dazu bringen, ihn zu vernachlässigen oder zu verlassen. Jeder Versuch, ihn zu beruhigen, wird umsonst sein, denn in seiner Vorstellung wird der Partner sicher jemand Anderen kennenlernen, der viel interessanter, netter und liebenswerter als er selbst ist. Er kann versuchen, diese Freiheit einzuschränken, was der Beziehung vermutlich schaden wird. Der Partner wird die Grenzen als einen Mangel an Respekt oder Vertrauen auffassen und sich bedrängt fühlen.

Die Reaktion des Verlassenen kann auch genau die entgegengesetzte sein: Es gibt vor, völlig unbeteiligt zu sein. Er mimt den Gleichgültigen, den es absolut nicht interessiert, was sein Partner erlebt. Er kann sogar mit dieser falschen Freiheit spielen: „Wenn du ausgehst, gehe ich auch aus, und da du mich ja sowieso betrügst (davon bin ich überzeugt!), werde ich mich auch nicht zurückhalten…" Doch im Innern leidet er höllisch, denn da er von seiner Denke geleitet wird, wird er sich betrogen und folglich verlassen vorkommen.

„Ich verlange immer mehr Liebesbeweise von meinem Partner"

Die Angst des Verlassenen kann dazu führen, dass er sexuell sehr aktiv ist, denn so zeigt er dem Anderen, dass er an ihm hängt, und versichert sich der Beziehung. Die Häufigkeit des Akts und nicht dessen Intensität ist der Ausdruck einer sehr ausgeprägten Besorgnis. Er wird weder akzeptieren noch verstehen, dass sein Partner irgendwann genug hat von dieser sexuellen Hyperaktivität, bei der es oft keine Zärtlichkeit gibt, denn diese gehört selten zum Gepäck des Verlassenen. Er hat in seiner Kindheit ja auch keine Zärtlichkeit erhalten. Man hat ihm nicht beigebracht, liebevoll zu sein. Das kann auch erklären, warum er der Häufigkeit Vorrang gibt vor der Intensität des Geschlechtsakts. Eine andere Möglichkeit, sich davon zu überzeugen, dass der Partner wirklich an ihm hängt, besteht darin, nach Geschenken oder materiellen Werten zu verlangen, die ihm als handfeste und greifbare Beweise für seine Liebe gelten.

Der Verlassene ist immer auf der Hut und sehr clever, wenn es darum geht, seine Furcht zu kaschieren. Er muss ständig beruhigt werden und Zeugnisse der Aufmerksamkeit erhalten.

„Ich bin kalt und distanziert"

Der Verlassene kann distanziert und kalt sein und jeder zärtlichen Geste des Partners eine Abfuhr erteilen. Die Ironie ist eine Waffe, die er häufig benutzt. Sie erlaubt ihm zu zeigen, dass er die Spielchen seines Partners durchschaut. Jede Annäherung wird als Versuch gewertet, ihn glauben zu machen, er sei liebenswert. Dabei weiß er doch genau, dass er das nicht ist.

Genauso häufig kommt es vor, dass ein Verlassener keinerlei Emotion zeigt, dass er sich einen Panzer zulegt, durch den nichts dringt außer Härte und Kälte. Dann kann es so aussehen, als sei dem Verlassenen völlig gleichgültig, was der Partner sagt, tut oder erlebt. Da er seine eigenen Schwachstellen sehr gut kennt, nutzt er sein Wissen, um seinen Partner zu verunsichern. Er versucht, ihn zu einer Reaktion zu bewegen. Das wäre dann der Beweis dafür, „dass er doch ein bisschen an [ihm] hängt". Doch der Partner wird diese Beweise vervielfachen müssen, denn sie werden nie ausreichen, um den Verlassenen zu beruhigen.

„Ich bin aggressiv"

Aggressives Verhalten ist für den Verlassenen eine weitere Möglichkeit, eine Partnerschaft zu leben. Dieses Mal will er nicht mehr das Opfer sein: Er schützt sich, indem er sich abweisend und zerstörerisch verhält. Diese Haltung mag überraschen. Wenn die Beziehung ruhig und ausgeglichen ist, beunruhigt das den Verlassenen, denn daran ist er nicht gewöhnt. Darum wird er seinen Partner provozieren und Streit suchen, um dieser Ausgeglichenheit zu entkommen, die ihm unangenehm ist. Außerdem gibt ihm das Sicherheit, denn so „nimmt die Beziehung wieder Fahrt auf". Für den Verlassenen kann das Leben nun mal nicht ausgeglichen sein, es ist immer ein Kampf ums Überleben, denn das hat er aus seinen vergangenen Erfahrungen gelernt. Der Austausch zwischen zwei Menschen ist für ihn nicht vorstellbar ohne die Dominanz des einen und die Unterwerfung des anderen. So kommt es, dass der Verlassene zu extrem heftigen Worten und Gesten fähig ist, die den Partner verunsichern sollen. Dieser kommt dann vielleicht schnell zu dem Schluss, dass er mit einem gemeinen Menschen zusammen ist, der kein Herz und keine Achtung für sein Gegenüber hat. Was tut er? Er wird die Beziehung natürlich beenden, und diese Trennung wird dem Verlassenen den Beweis liefern, dass nichts anderes möglich ist. Aggressives Verhalten kann beim Partner natürlich auch Wut auslösen, die zu der so gefürchteten wie erwarteten Zurückweisung führt.

„Ich bin unfähig, meinen Partner glücklich zu machen"

Das schlechte Gewissen ist einer der wichtigsten Begleiter des Verlassenen. Er leidet wiederholt und in vielerlei Hinsicht daran. Er macht sich Vorwürfe, weil er seinen Partner nicht glücklich machen kann, weil er nicht dem entspricht, was er seiner Meinung nach dem Anderen zu bieten hat und weil er nicht die Fähigkeit besitzt zu lieben. Der Verlassene ist sich seiner Schwächen bewusst, und das macht ihn unglücklich. Er meint, perfekt sein zu müssen, schafft das aber nicht, was ihn, wie wir gesehen haben, deprimiert oder aggressiv macht. Er ist nicht zufrieden in seiner Beziehung und hält sich für den Hauptschuldigen. Er schleppt dieses Unbehagen mit sich herum und sagt sich, dass all das sein Fehler sei, weil er unfähig ist zu lieben. Seine Schuldgefühle kommen auch daher, dass er weiß, wie sehr sein Partner unter seiner Kälte und Aggressivität leidet. Manchmal geht er sogar so weit, die Beziehung zu zerstören, bevor der Partner seine Schwächen entdeckt, was ihm nicht nur wehtut, sondern auch seine Schuldgefühle verstärkt. Manchmal denkt er sogar, er sei es nicht wert, Liebe zu empfangen, weil er unfähig ist, eine Partnerschaft dauerhaft aufrechtzuerhalten. Da sein Selbstvertrauen in Sachen Liebe minimal ist, zweifelt er an sich und dem Anderen und macht sich Vorwürfe. Damit beweist er, dass seine Denke sehr aktiv ist.

„Ich fühle mich von der unmöglichen Liebe angezogen und weise die zurück, die möglich wäre"

Die Suche nach dem „unmöglichen" Partner ist Teil der Taktiken des Verlassenen, um sich davon zu überzeugen, dass er nicht liebenswert genug ist. Er fühlt sich von einem Menschen angezogen, der sich überhaupt nicht für ihn interessiert, und verliebt sich heftigst in ihn. Er redet sich ein, dieser Mensch tue nur gleichgültig, sei in Wahrheit aber total verrückt nach ihm. Es folgt eine Reihe von Erniedrigungen und schwierigen Situationen, welche die Liebe des Verlassenen noch verstärken. Dann kommt der Moment, in dem er erkennt, dass diese Beziehung nicht möglich ist. Die Rückkehr auf den Boden der Tatsachen ist sehr schmerzhaft und bestätigt den Verlassenen in seinem Glauben, nicht liebenswert zu sein.

Ein Verlassener kann höchst misstrauisch werden, wenn ihm jemand Komplimente macht und ihm zu verstehen gibt, dass er sich zu ihm hingezogen fühlt. Er kann sein Talent dafür einsetzen, den Anwärter abzuwehren, denn in seinen Augen ist es undenkbar, dass ein menschliches Wesen ihn so toll findet. Sich von jemandem angezogen zu fühlen, der ihm nur wehtun kann, und den abweisen, der ihm Gutes will, zeigt, wie sehr der Verlassene von seiner Denke statt von seiner Intuition geleitet wird. Die Intuition sagt ihm die Wahrheit. Die im Laufe der Jahre gewachsene Denke dagegen lügt ihn nur an und verleitet ihn dazu, das Gegenteil dessen zu machen, was ihm guttun würde. Doch der Verlassene wird von seiner Denke geleitet; folglich reiht sich ein Scheitern ans nächste.

Ein Verlassener erlebt großes Leid

Wenn man die Verhaltensweisen eines Menschen betrachtet, der an Verlassenheit leidet, könnte man daraus schließen, dass er ein egoistisches Monstrum sei, ein geborener Manipulator, und dass es ein Unheil wäre, so jemanden kennenzulernen und eine Beziehung mit ihm zu beginnen. Vergessen wir aber nicht, dass der Verlassene sich seines alltäglichen Verhaltens meist nicht bewusst ist. Fast automatisch wechselt er von einer Facette seiner Persönlichkeit zur nächsten. Wird ihm bewusst, dass ihm eine passive Haltung nicht das bringt, was er sich wünscht, wechselt er zu einer aggressiveren Haltung. Das Gleiche gilt in umgekehrter Richtung. Diese Entscheidung trifft nicht ein anderer Mensch für ihn und doch erweist sie sich als genauso zerstörerisch. So kommt es, dass Verlassene in den Augen der Anderen als negativ, kalt und rücksichtslos erscheinen können.

Vergessen wir nicht, dass der Verlassene großes Leid durchlebt, dessen er sich selbst meist nicht bewusst ist. Seine Handlungsweise richtet sich gegen ihn selbst, nicht gegen den Anderen. So kann er sehr anziehend wirken auf den Anderen, der die Schönheit seines Wesens hinter der wenig glanzvollen Fassade errät und versucht, Kontakt mit ihm aufzunehmen. Das kann dem Verlassenen durchaus gefallen, wird ihm aber auch Angst machen, denn er wird sofort davon ausgehen, dass der Partner seine Schwächen und Fehler erkennen wird, und vor allem das, was er wirklich ist: nicht liebenswert. Also ergreift der Verlassene entweder die Flucht oder tut alles, um sich nicht als der zu zeigen, der er wirklich ist. Und so entsteht ein Teufelskreis...

Ein Paar besteht aus zwei Individuen, und da ein jeder seinesgleichen anzieht, gibt es viele Paare, die aus zwei Verlassenen bestehen. Natürlich kann es für unbestimmte Zeit zu einem Gleichgewicht kommen, denn das, was sie einander nahebringt, also die Angst davor, verlassen zu werden, ist ein sehr starkes Band. Dieses Band kann sie dazu bringen, in ihrem Dasein eine Trennung um jeden Preis zu vermeiden. Oder das Gegenteil ist der Fall: Die Beziehung zerbricht allmählich. Beides ist auf Dauer anstrengend. Diese Paare „funktionieren" in den Augen der Gesellschaft oft ziemlich gut, doch welche Qualen verbergen sich dahinter! Sie führen allzu häufig zu schlimmen körperlichen oder seelischen Leiden, die das Leben beider Partner überschatten. Selbstverständlich werden diese Leiden nicht auf das ursprüngliche Verlassenwerden zurückgeführt. Dadurch laufen diese Menschen Gefahr, immer wieder zu erkranken und schließlich chronisch krank zu werden. Nicht jeder Verlassene leidet an einem Übel dieser Art, aber das Risiko ist deutlich erhöht. Wir haben bereits mehrfach hervorgehoben, dass ständige Anspannung im menschlichen Körper zu schwerwiegenden Reaktionen führt. Das körperliche oder seelische Leiden des Partners wird den Verlassenen natürlich berühren, aber auch die Angst schüren, mit der er beständig lebt: die Angst davor, allein und verlassen zu sein. Mit einem durch Krankheiten geschwächten Menschen zu leben bedeutet auch, dass bestimmte Aufgaben von diesem nicht mehr erfüllt werden können. Also muss der Andere sie übernehmen. Diese einfache Tatsache kann den Verlassenen wieder an seine Angst erinnern. Und jede Abwesenheit aufgrund eines Krankenhausaufenthalts wird diese natürlich auch weiter anfachen.

Für jeden Verlassenen ist die Liebe eine Bewährungsprobe, für die er aufgrund seiner Vergangenheit nicht wirklich bereit ist. Nur zu gut kennt er die Liebe, die man erhält, wenn man die Rolle spielt, die einem von der Gesellschaft zugewiesen wird. Aber die wahre bedingungslose Liebe, bei der man als ganzes Wesen anerkannt wird, kennt er nicht. Er muss selbst herausfinden, was die Liebe ist, denn er hat sie nie wirklich erlebt.

Schlussfolgerung

„Der Schlüssel, der die Tür zur Liebe aufschließt, ist die Aufmerksamkeit."[7] Diese Aufmerksamkeit müssen wir uns selbst schenken, unserer gesamten Persönlichkeit und nicht nur Teilen von ihr. Die Aufmerksamkeit, die wir uns gewähren, führt dazu, dass wir unsere Stärken und Vorzüge wiederentdecken, wieder in Kontakt treten mit unserem angeborenen Wissen und unserer Intuition, die zu uns gehören und die wir nicht außerhalb von uns finden können. Wir tragen das alles in uns. Sich selbst diese Aufmerksamkeit zu schenken, ist der erste Schritt, ohne den es keine Liebe geben kann.

Allzu häufig werfen wir dem Anderen vor, der Ursprung unseres Leidens zu sein. Oder wir machen ihn für das Scheitern unserer Beziehung verantwortlich. Doch wir planen unser Leben, der Andere begleitet uns bei diesem Projekt nur. Wenn wir eine falsche Entscheidung treffen oder uns irren bei der Art, unsere Beziehung zu leben, müssen wir die Verantwortung dafür übernehmen und dürfen sie nicht dem Anderen zuweisen. Aus diesem Wissen lässt sich folgern: Wir haben die Möglichkeit und die Fähigkeit, es so einzurichten, dass sich die Liebe in unserer Beziehung entfaltet. Voraussetzung dafür ist, dass wir uns die Liebe schenken, die wir verdienen und derer wir würdig sind.

Wie das geht? Indem man seine Denke ausschaltet, um sich im Hier und Jetzt wiederzufinden. Morgen können wir es nicht tun. Gestern haben wir es vielleicht noch getan. Der einzige Moment, in dem wir uns lieben können, ist nun einmal die Gegenwart. Das bedeutet auch, dass die Liebe kein Zustand ist, in dem wir für immer sind. Sie ist nichts Stabiles und Dauerhaftes. Indem wir uns ständig mit ihr verbinden, sind wir uns selbst gegenwärtig. Doch unsere Denke tut alles, um uns daran zu hindern, im gegenwärtigen Moment zu sein, und leider ist sie sehr stark. Die Denke auszuschalten, ist ein Liebesbeweis an uns selbst, der uns gleichzeitig erlaubt, uns von Ängsten, Sorgen und unserem schlechten Gewissen zu befreien. Das ist ein wichtiger Schritt nach vorn.

Sich ins Hier und Jetzt zu versetzen hat zwei weitere Vorteile: Man tritt in Verbindung mit seinen Emotionen und dem Menschen, der man wirklich ist, also mit seinem innersten Kern. Es ist dieses Zentrum in uns, das mit dem Ganzen verbunden ist und uns zu Lebewesen macht, die Teil dieses Ganzen sind. Natürlich wird die Denke auch hier wieder versuchen, uns von unseren Emotionen fernzuhalten. Wir sollen in unserem inneren Gefängnis eingesperrt sein. Sie will uns vom Ganzen fernhalten. Gelingt es uns erneut, sie auszuschalten, verschaffen wir uns Zugang zu dem, was unseren Reichtum ausmacht. Wenn wir so vorgehen, gehen wir liebevoll mit uns um.

Die Liebe steht im Mittelpunkt jedes Menschen. Wir müssen aufpassen, das wir nicht von ihr und damit von uns selbst getrennt werden. Die Liebe zu leben ist also Arbeit, und zwar in jedem Augenblick. Nehmen wir uns dafür Zeit? Der eine oder andere wird sicher antworten, dass diese Aussage ganz nett ist, sein beruflicher Alltag und seine sonstigen Verpflichtungen ihm jedoch nicht erlauben, über so viel Zeit für sich allein zu verfügen.

Man braucht weder Zeit noch sonderlich viel Energie, um eine Anspannung zu erkennen. Man muss nur die Aufmerksamkeit auf sich selbst richten. Damit schenken wir uns bereits einen Hauch Liebe. Wir haben die Wahl: Wir können uns die Liebe gewähren, die uns körperlich und seelisch zu Genesung und Wohlergehen verhilft, oder wir tun das nicht. Dann müssen wir aber auch die Folgen tragen und dürfen nicht den Anderen beschuldigen, was wir leider allzu gerne machen und was dann natürlich zu zahlreichen Problemen in der Partnerschaft führt.

Wir haben also die Möglichkeit, unsere körperlichen und seelischen Leiden zu lindern, indem wir uns die Liebe schenken, die wir verdienen. Es mag ein bisschen paradox klingen: Wenn wir wieder in Verbindung mit uns selbst sind, können wir damit beginnen, bestehende Probleme in unserer Partnerschaft zu lösen. Worauf warten wir noch? Machen wir uns dieses wundervolle Geschenk. Schenken wir uns Liebe.

Anh

Anhang

Eine praktische Übung, um die Denke auszuschalten

In diesem Buch habe ich immer wieder erwähnt, dass man seine Denke ausschaltet, indem man die Aufmerksamkeit auf seinen Körper und die Sinneseindrücke lenkt. Die folgende Übung wird Sie dabei unterstützen. Es ist eine Übung, die man regelmäßig einsetzen kann, um sich im Hier und Jetzt wiederzufinden und in Kontakt zu treten mit seinen Emotionen wie Freude, Trauer und Wut.

Natürlich kann man diese Übung abkürzen, indem man sich auf ein Körperteil oder ein Sinnesorgan beschränkt. Es wäre illusorisch zu glauben, dass man in der Lage ist, seine Denke für mehrere Stunden auszuschalten, wenn man die Übung einmal am Tag durchführt. Aus diesem Grund ist es ratsam, die Übung mehrmals täglich zu wiederholen und sie durchzuführen, indem man sich auf ein Körperteil oder einen der Sinne konzentriert (ich persönlich mag die Zehen sehr gern, denn dann merkt niemand, was ich mache!).

1. Sich seines Körpers bewusst werden

Man nimmt eine Haltung ein, in der man sich wohlfühlt. Die Augen können offen oder geschlossen sein. Tief einatmen und anschließend tief ausatmen.

Nachdem man die Aufmerksamkeit auf einen der im Anschluss erwähnten Körperteile gelenkt hat, atmet man im eigenen Rhythmus ein und aus, bevor man fortfährt.

- Die Aufmerksamkeit auf die Zehen richten; man kann dazu die Zehen bewegen
- Die Aufmerksamkeit auf die Fußsohlen richten
- Die Aufmerksamkeit auf die Fußrücken richten
- Die Aufmerksamkeit auf die Knöchel richten; man kann sie beugen und wieder strecken
- Die Aufmerksamkeit auf die Waden und die Wadenmuskeln richten

- Die Aufmerksamkeit auf Knie und Kniescheiben richten
- Die Aufmerksamkeit auf die Oberschenkel sowie die hinteren, vorderen und seitlichen Muskeln jedes Oberschenkels richten
- Die Aufmerksamkeit auf das Becken richten und sich gut darin ausbreiten
- Die Aufmerksamkeit auf den Unterleib und den Bauch richten
- Die Aufmerksamkeit auf Brust und Brustkorb richten
- Die Aufmerksamkeit auf das Gelenk zwischen unserem Becken und der Wirbelsäule richten
- Die Aufmerksamkeit auf den unteren Teil der Wirbelsäule richten und Wirbel für Wirbel hochgehen, Gelenk für Gelenk, bis man die Mitte der Wirbelsäule erreicht hat; dann von der Mitte der Wirbelsäule bis zum Nacken weitergehen
- Die Aufmerksamkeit jetzt auf die Finger richten; die Finger bewegen
- Die Aufmerksamkeit auf die Handrücken jeder Hand richten
- Die Aufmerksamkeit auf die Handteller jeder Hand richten
- Die Aufmerksamkeit auf die Handgelenke richten
- Die Aufmerksamkeit auf die Unterarme und die Muskeln der Unterarme richten
- Die Aufmerksamkeit auf die Ellbogen richten
- Die Aufmerksamkeit auf die Oberarme sowie auf die Muskeln vorne, seitlich und hinten an jedem Oberarm richten
- Die Aufmerksamkeit auf die Muskeln zwischen den Schultern und dem Nacken richten
- Die Aufmerksamkeit auf den Nacken und den Hals lenken
- Die Aufmerksamkeit auf die Kopfhaut richten und dabei vom Nacken über den Hinterkopf hin zur Stirn wandern
- Die Aufmerksamkeit auf die Stirn richten
- Die Aufmerksamkeit auf Augenbrauen, Augenlider und Augen richten
- Die Aufmerksamkeit auf Nase und Nasenflügel richten
- Die Aufmerksamkeit auf die Ohren richten
- Die Aufmerksamkeit auf Jochbeine und Wangen richten
- Die Aufmerksamkeit auf Mund, Lippen und Zunge richten
- Die Aufmerksamkeit auf Kiefer und Kinn richten

2. Sich seiner Sinneseindrücke bewusst werden

Wenden wir uns nun den Wahrnehmungen der fünf Sinne zu. Nach jeder Etappe im eigenen Rhythmus ein- und ausatmen.

Lenken wir unsere Aufmerksamkeit

- auf die Wärme unter der Kleidung oder der Haut. Wir lassen zu, dass sie in uns eindringt, sich ausbreitet, da ist.
- auf die Geräusche in unserer Umgebung. Wir lassen zu, dass sie in uns eindringen, uns durchdringen, sich ausbreiten und da sind.
- auf den Geschmack des Speichels auf der Zunge. Wir lassen zu, dass er in uns eindringt, sich ausbreitet und da ist.
- auf das Licht hinter den geschlossenen Augenlidern. Wir lassen zu, dass es in uns eindringt, sich ausbreitet und uns durchdringt.
- auf die Gerüche in unserer Umgebung. Wir lassen zu, dass sie uns durchdringen, sich ausbreiten und in uns sind.

Jetzt können wir die Augen wieder öffnen.

Anmerkungen

1 Dieser Begriff wird in einem meiner früheren Bücher *Das verlassene Kind*, erschienen 2012 im Mankau Verlag, ausführlich erklärt.

2 Chamberlain, David: *The Mind of Your Newborn Baby*. Berkeley (Kalifornien), North Atlantic Books, 1998.

3 N. Perroud, A. Paoloni-Giacobino, P. Prada, E. Olié, A. Salzmann, R. Nicastro, S. Guillaume, D. Mouthon, C. Stouder, K. Dieben, P. Huguelet, P. Courtet et A. Malafosse: *Increased methylation of glucocorticoid receptor gene (NR_3C_1) in adults with a history of childhood maltreatment: a link with the severity and type of trauma*. In: *Translational Psychiatry* (2011) 1: e59 ; doi: 10.1038/tp.2011.60.

4 Gemeinhin verwendete Abkürzung für das Standardwerk *Diagnostic and Statistical Manual of Mental Disorders* (Diagnostik und Klassifikation psychischer Störungen) von der American Psychiatric Association (Amerikanische Vereinigung für Psychiatrie), 5. Auflage.

5 Siehe Anhang S. 182ff. „Praktische Übungen, um die Denke auszuschalten"

6 Meine Patienten sind es, die mich die Medizin gelehrt haben, welche ich seit mehreren Jahrzehnten ausübe. Dafür möchte ich mich an dieser Stelle einmal von Herzen bedanken.

7 Midal, Fabrice: *Et si de l'amour on ne savait rien?* Paris, Editions Albin Michel, 2010, S. 32

Zum Autor

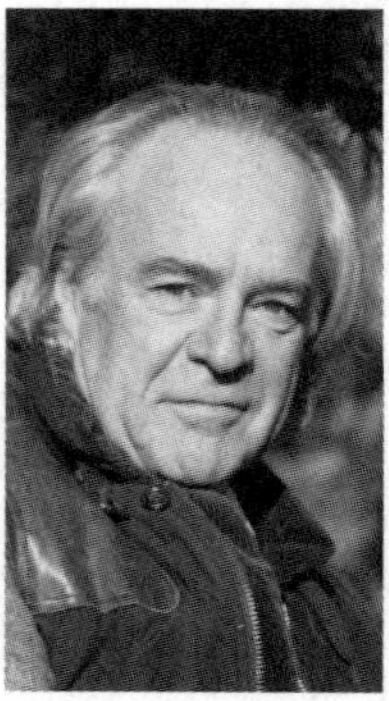

Dr. med. Daniel Dufour (geb. 1951) wirkte nach seinem Medizinstudium in Genf unter anderem als Chirurg in Entwicklungsländern und als Abgesandter und Koordinator für das Internationale Rote Kreuz in Kriegsgebieten. Seit 1988 leitet er die „Clinique Vitamed“ in Genf und vertritt in der Praxis einen ganzheitlichen Ansatz, demzufolge nicht die Symptome, sondern die tieferen Ursachen einer Krankheit behandelt werden.

Dr. Dufour entwickelte 1997 die „OGE“-Methode und tritt als Ausbilder und Referent bei OGE-Seminaren in Europa und Kanada auf.

OGE-Seminare und Kurse

Hat Ihnen dieses Buch gefallen? Möchten Sie einen Schritt weitergehen? Sie haben die Möglichkeit, Herrn Dr. Dufours Empfehlungen aus diesem Buch in die Praxis umzusetzen. Zu diesem Zweck bietet er Seminare und Kurse an, in denen nach der OGE-Methode gearbeitet wird.

Dr. Dufour hat eine deutschsprachige Kontaktstelle eingerichtet. Mehr Informationen zu seiner Arbeit, der OGE-Methode und seinen Seminaren können erfragt werden unter:

Tel. +41 (0)79 7 88 46 82 – E-Mail: info.de@oge.biz
Zur Internetseite mit deutschsprachigen Informationen:
www.oge.biz

Haben Sie Fragen an Dr. Daniel Dufour?
Anregungen zum Buch?
Erfahrungen, die Sie mit anderen teilen möchten?

Nutzen Sie unser Internetforum:
www.mankau-verlag.de/forum

Weitere Bücher des Autors

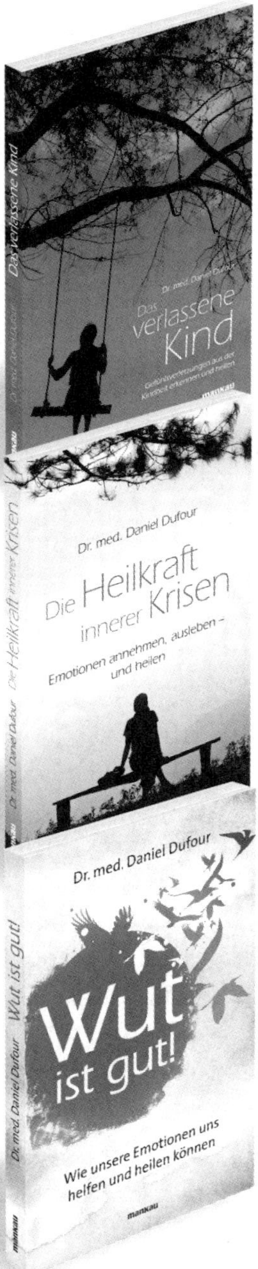

Dr. Daniel Dufour

Das verlassene Kind

Gefühlsverletzungen aus der Kindheit erkennen und heilen

3. Aufl. 2013, ISBN 978-3-86374-047-4, Broschur, 163 Seiten, 14,95 € (D) / 15,40 € (A)

„(...) Für Dufour ist ‚Verlassenheit' eine Krankheit, die geheilt werden kann und muss. An den Folgen, hervorgerufen durch das Unterdrücken von Wut über das Verlassensein, leiden viele Patienten: Blasenentzündung, Alkoholismus, Depressionen... Dufour begreift den Körper als ‚guten Freund', der uns auffordert, ‚Krankheit als Chance' zu verstehen. Er rät dazu, die Denke zum Schweigen zu bringen und Emotionen, auch zornige, zuzulassen." Basler Zeitung

Dr. Daniel Dufour

Die Heilkraft innerer Krisen

Emotionen annehmen, ausleben - und heilen

1. Auflage 2013, ISBN 978-3-86374-103-7, Broschur, 158 Seiten, 14,95 € (D) / 15,40 € (A)

Irgendwann im Leben befindet sich jeder Mensch einmal in einer schwierigen Lebenssituation – durch Krankheit, Verlust des Arbeitsplatzes, Scheidung, Trauer oder anderes –, einer Krise, die vielerlei heftige, oft diffuse Emotionen bei ihm auslöst. Allzu oft aber halten wir unsere Gefühle und Empfindungen zurück, vergleichbar einem Damm, der eine Überschwemmung verhindern soll.

„(...) Nur wenn wir Gefühle zulassen und ausleben, können wir Krisen überwinden und gestärkt daraus hervorgehen. Anregend." Hörzu

Dr. Daniel Dufour

Wut ist gut!

Wie unsere Emotionen uns helfen und heilen können

1. Aufl. 2014, ISBN 978-3-86374-140-2, 157 S., Broschur, 14,95 € (D) / 15,40 € (A)

Unterdrückte Wut ist eine der häufigsten Ursachen von Krankheiten sowie von psychischen und psychosomatischen Beschwerden. Diese Wut nimmt ihren Ursprung in Kränkung oder Vernachlässigung, in seelischer oder körperlicher Gewalt, in Verlusten, Verlassenheits- oder Ohnmachtsgefühlen – in Erfahrungen also, die nur den Wenigsten erspart bleiben.

„Unterdrückte Wut ist eine der häufigsten Ursachen von seelischen und körperlichen Krankheiten. Wie man lernt, seine Emotionen zuzulassen, um zu sich selbst und seiner inneren Kraft zu stehen, zeigt dieser Ratgeber." BIO

Register

T

U

V

W

Z

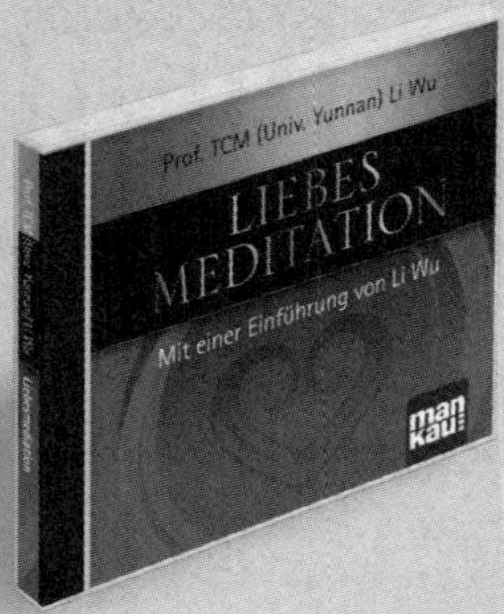

Prof. TCM (Univ. Yunnan) Li Wu

LIEBESMEDITATION (HÖRBUCH)

Mit einer Einführung von Li Wu

12,95 € UVP • ISBN 978-3-86374-188-4 • 1 Audio-CD • ca. 45 Minuten

Die Liebesmeditation bedient sich verschiedener Techniken des Qi Gong und der Bittentherapie, wie sie in der Traditionellen Chinesischen Medizin seit über 3.000 Jahren praktiziert werden. Ausgehend vom kontrollierten Atem geht es in der Liebesmeditation um die innere Sammlung, bei der Körper, Geist und Seele eine deutliche Stärkung erfahren. Aus dieser Mitte heraus spüren wir, was für uns persönlich gut und richtig ist. Wir werden innerlich frei, indem wir uns von Energieblockaden lösen, und können wieder selbstbewusst und aktiv über unser Leben und unsere Beziehungen entscheiden.

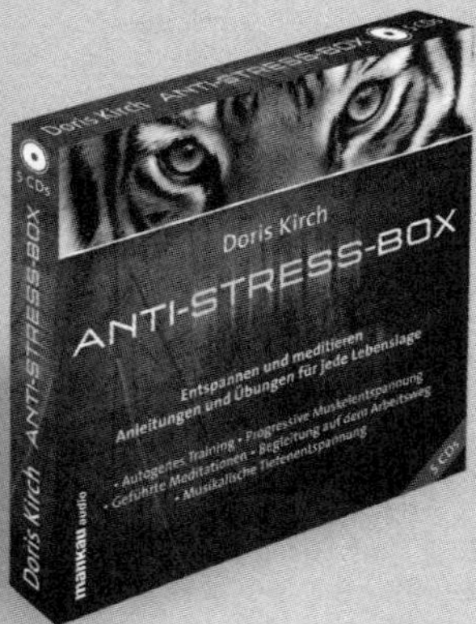

Doris Kirch

ANTI-STRESS-BOX

Entspannen und meditieren
Anleitungen und Übungen für jede Lebenslage

29,95 € UVP • ISBN 978-3-938396-40-7 • 5 Audio-CDs • ca. 277 Minuten

„Auftanken, entspannen, zur Ruhe kommen, Sand unter den Füßen spüren ... Urlaubsgefühl. Das kann man jeden Tag genießen: mit den Meditationen von Doris Kirch (...) - locker bleiben kann gelernt werden."

praxis+recht

„Kurz gesagt, alles, was für Ihre tägliche Entspannung und Regeneration gut ist."

Clivia

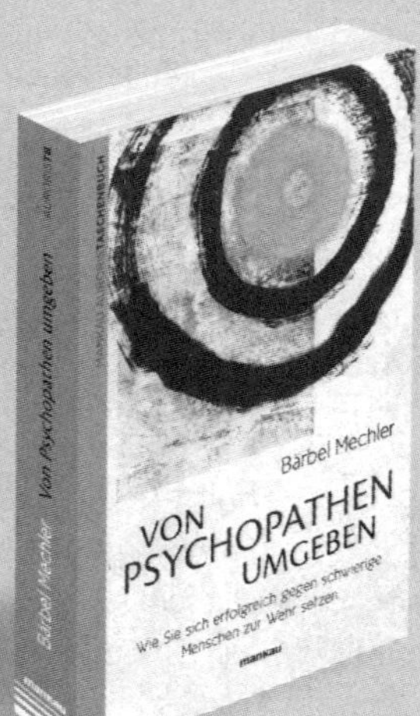

Bärbel Mechler

VON PSYCHOPATHEN UMGEBEN

Wie Sie sich erfolgreich gegen schwierige Menschen zur Wehr setzen

9,95 € (D) | 10,30 € (A) • ISBN 978-3-86374-123-5 • Taschenbuch • 277 Seiten

„(...) Wenn auch du solche Typen in deinem Leben ertragen musst, (...) dann wird dieses Buch die Antwort auf Deine Probleme sein: Anhand vielfach bewährter, praxistauglicher Beispiele erklärt die Autorin, wie du die typischen Verhaltensmuster, mit denen sich diese ‚Quälgeister' selbst entlarven, erkennst und hinter ihre täuschende Fassade blicken kannst. Von galanten Schmeicheleien bis hin zu handfesten Konfrontationen bekommst du eine reiche Palette gezielter Methoden in die Hand, um dich effektiv aus der Opferrolle zu befreien."

Wege